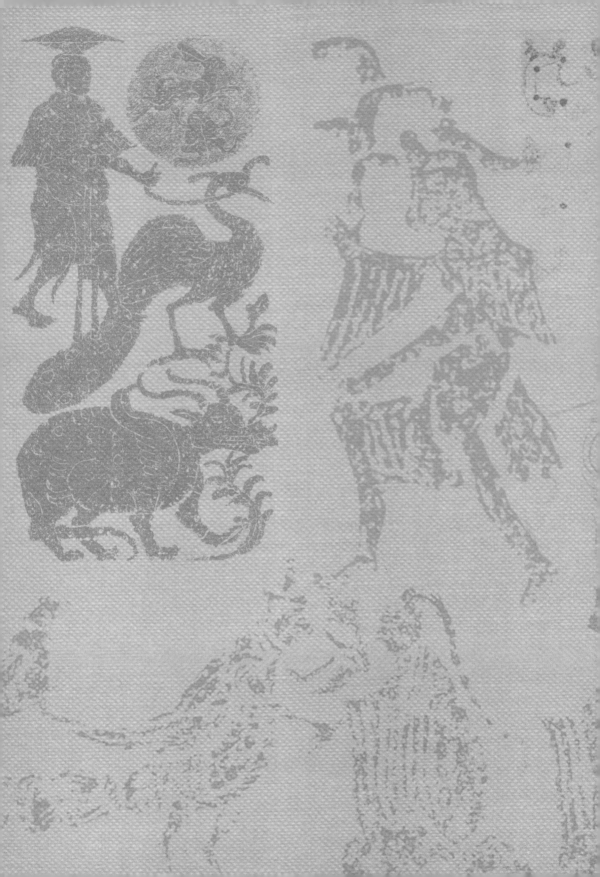

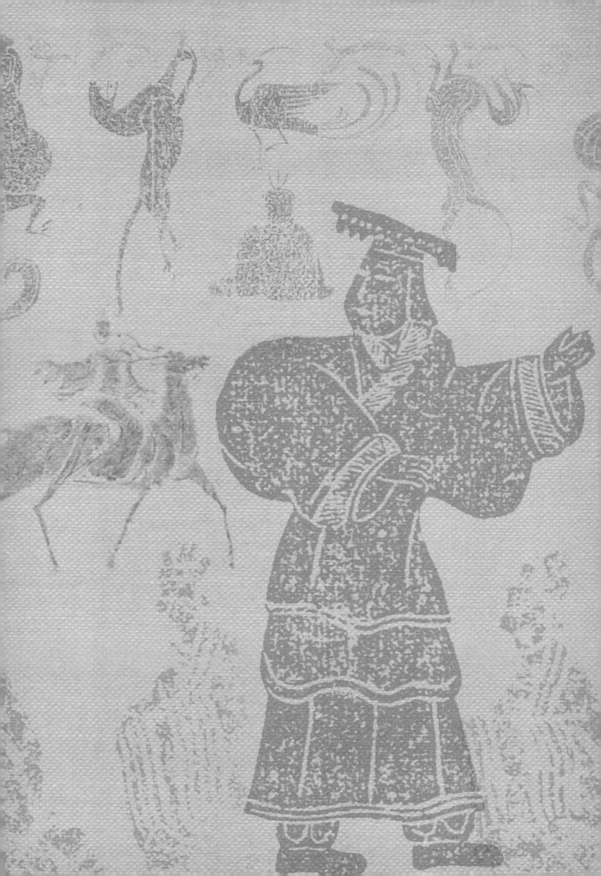

中国古医籍整理丛书

全身骨图考正

佚名 著

乔文彪 苏 婷 校注

中国中医药出版社

·北 京·

图书在版编目（CIP）数据

全身骨图考正/佚名著；乔文彪，苏婷校注．—北京：
中国中医药出版社，2015.12（2021.3重印）

（中国古医籍整理丛书）

ISBN 978 - 7 - 5132 - 2923 - 4

Ⅰ. ①全⋯ Ⅱ. ①佚⋯ ②乔⋯ ③苏⋯ Ⅲ. ①中医伤
科学—图谱 Ⅳ. ①R274 - 44

中国版本图书馆 CIP 数据核字（2014）第 271668 号

中 国 中 医 药 出 版 社 出 版
北京经济技术开发区科创十三街 31 号院二区 8 号楼
邮政编码 100176
传真 010 64405721
廊坊市祥丰印刷有限公司印刷
各地新华书店经销

*

开本 710×1000 1/16 印张 7.75 字数 34 千字
2015 年 12 月第 1 版 2021 年 3 月第 2 次印刷
书 号 ISBN 978 - 7 - 5132 - 2923 - 4

*

定价 25.00 元
网址 www.cptcm.com

国家中医药管理局
中医药古籍保护与利用能力建设项目
组织工作委员会

主 任 委 员 王国强

副 主 任 委 员 王志勇　李大宁

执行主任委员 曹洪欣　苏钢强　王国辰　欧阳兵

执行副主任委员 李　昱　武　东　李秀明　张成博

委　　　　员

各省市项目组分管领导和主要专家

（山东省）武继彪　欧阳兵　张成博　贾青顺

（江苏省）吴勉华　周仲瑛　段金廒　胡　烈

（上海市）张怀琼　季　光　严世芸　段逸山

（福建省）阮诗玮　陈立典　李灿东　纪立金

（浙江省）徐伟伟　范永升　柴可群　盛增秀

（陕西省）黄立勋　呼　燕　魏少阳　苏荣彪

（河南省）夏祖昌　刘文第　韩新峰　许敬生

（辽宁省）杨关林　康廷国　石　岩　李德新

（四川省）杨殿兴　梁繁荣　余曙光　张　毅

各项目组负责人

王振国（山东省）　　王旭东（江苏省）　　张如青（上海市）

李灿东（福建省）　　陈勇毅（浙江省）　　焦振廉（陕西省）

蔡永敏（河南省）　　鞠宝兆（辽宁省）　　和中浚（四川省）

项目专家组

顾　问　马继兴　张灿玾　李经纬

组　长　余瀛鳌

成　员　李致忠　钱超尘　段逸山　严世芸　鲁兆麟

　　　　郑金生　林端宜　欧阳兵　高文柱　柳长华

　　　　王振国　王旭东　崔　蒙　严季澜　黄龙祥

　　　　陈勇毅　张志清

项目办公室（组织工作委员会办公室）

主　任　王振国　王思成

副主任　王振宇　刘群峰　陈榕虎　杨振宁　朱毓梅

　　　　刘更生　华中健

成　员　陈丽娜　邱　岳　王　庆　王　鹏　王春燕

　　　　郭瑞华　宋咏梅　周　扬　范　磊　张永泰

　　　　罗海鹰　王　爽　王　捷　贺晓路　熊智波

秘　书　张丰聪

前　言

中医药古籍是传承中华优秀文化的重要载体，也是中医学传承数千年的知识宝库，凝聚着中华民族特有的精神价值、思维方法、生命理论和医疗经验，不仅对于传承中医学术具有重要的历史价值，更是现代中医药科技创新和学术进步的源头和根基。保护和利用好中医药古籍，是弘扬中国优秀传统文化、传承中医学术的必由之路，事关中医药事业发展全局。

1949 年以来，在政府的大力支持和推动下，开展了系统的中医药古籍整理研究。1958 年，国务院科学规划委员会古籍整理出版规划小组在北京成立，负责指导全国的古籍整理出版工作。1982 年，国务院古籍整理出版规划小组召开全国古籍整理出版规划会议，制定了《古籍整理出版规划（1982—1990）》，卫生部先后下达了两批 200 余种中医古籍整理任务，掀起了中医古籍整理研究的新高潮，对中医文化与学术的弘扬、传承和发展，发挥了极其重要的作用，产生了不可估量的深远影响。

2007 年《国务院办公厅关于进一步加强古籍保护工作的意见》明确提出进一步加强古籍整理、出版和研究利用，以及

"保护为主、抢救第一、合理利用、加强管理"的方针。2009年《国务院关于扶持和促进中医药事业发展的若干意见》指出，要"开展中医药古籍普查登记，建立综合信息数据库和珍贵古籍名录，加强整理、出版、研究和利用"。《中医药创新发展规划纲要（2006—2020）》强调继承与创新并重，推动中医药传承与创新发展。

2003~2010年，国家财政多次立项支持中国中医科学院开展针对性中医药古籍抢救保护工作，在中国中医科学院图书馆设立全国唯一的行业古籍保护中心，影印抢救濒危珍本、孤本中医古籍1640余种；整理发布《中国中医古籍总目》；遴选351种孤本收入《中医古籍孤本大全》影印出版；开展了海外中医古籍目录调研和孤本回归工作，收集了11个国家和2个地区137个图书馆的240余种书目，基本摸清流失海外的中医古籍现状，确定国内失传的中医药古籍共有220种，复制出版海外所藏中医药古籍133种。2010年，国家财政部、国家中医药管理局设立"中医药古籍保护与利用能力建设项目"，资助整理400余种中医药古籍，并着眼于加强中医药古籍保护和研究机构建设，培养中医古籍整理研究的后备人才，全面提高中医药古籍保护与利用能力。

在此，国家中医药管理局成立了中医药古籍保护和利用专家组和项目办公室，专家组负责项目指导、咨询、质量把关，项目办公室负责实施过程的统筹协调。专家组成员对古籍整理研究具有丰富的经验，有的专家从事古籍整理研究长达70余年，深知中医药古籍整理研究的重要性、艰巨性与复杂性，履行职责认真务实。专家组从书目确定、版本选择、点校、注释等各方面，为项目实施提供了强有力的专业指导。老一辈专家的学术水平和智慧，是项目成功的重要保证。项目承担单位山东中医药大学、南京中医药大学、上海中医药大学、福建中医药大学、浙江省中医药研究院、陕西省中医药研究院、河南省中医药研究院、辽宁中医药大学、成都中医药大学及所在省市中医药管理部门精心组织，充分发挥区域间互补协作的优势，并得到承担项目出版工作的中国中医药出版社大力配合，全面推进中医药古籍保护与利用网络体系的构建和人才队伍建设，使一批有志于中医学术传承与古籍整理工作的人才凝聚在一起，研究队伍日益壮大，研究水平不断提高。

本着"抢救、保护、发掘、利用"的理念，该项目重点选择近60年未曾出版的重要古医籍，综合考虑所选古籍的保护价值、学术价值和实用价值。400余种中医药古籍涵盖了医经、基础理论、诊法、伤寒金匮、温病、本草、方书、内科、外科、女科、儿科、伤科、眼科、咽喉口齿、针灸推拿、养生、医案医话医论、医史、临证综合等门类，跨越唐、宋、金元、明以迄清末。全部古籍均按照项目办公室组织完成的行业标准《中医古籍整理规范》及《中医药古籍整理细则》进行整理校注，绝大多数中医药古籍是第一次校注出版，一批孤本、稿本、抄本更是首次整理面世。对一些重要学术问题的研究成果，则集中收录于各书的"校注说明"或"校注后记"中。

"既出书又出人"是本项目追求的目标。近年来，中医药古籍整理工作形势严峻，老一辈逐渐退出，新一代普遍存在整理研究古籍的经验不足、专业思想不坚定等问题，使中医古籍整理面临人才流失严重、青黄不接的局面。通过本项目实施，搭建平台，完善机制，培养队伍，提升能力，经过近5年的建设，锻炼了一批优秀人才，老中青三代齐聚一堂，有效地稳定了研究队伍，为中医药古籍整理工作的开展和中医文化与学术的传承提供必备的知识和人才储备。

本项目的实施与《中国古医籍整理丛书》的出版，对于加强中医药古籍文献研究队伍建设、建立古籍研究平台，提高古籍整理水平均具有积极的推动作用，对弘扬我国优秀传统文化，推进中医药继承创新，进一步发挥中医药服务民众的养生保健与防病治病作用将产生深远影响。

第九届、第十届全国人大常委会副委员长许嘉璐先生，国家卫生计生委副主任、国家中医药管理局局长、中华中医药学会会长王国强先生，我国著名医史文献专家、中国中医科学院马继兴先生在百忙之中为丛书作序，我们深表敬意和感谢。

由于参与校注整理工作的人员较多，水平不一，诸多方面尚未臻完善，希望专家、读者不吝赐教。

国家中医药管理局中医药古籍保护与利用能力建设项目办公室
二〇一四年十二月

许 序

　　"中医"之名立，迄今不逾百年，所以冠以"中"字者，以别于"洋"与"西"也。慎思之，明辨之，斯名之出，无奈耳，或亦时人不甘泯没而特标其犹在之举也。

　　前此，祖传医术（今世方称为"学"）绵延数千载，救民无数；华夏屡遭时疫，皆仰之以度困厄。中华民族之未如印第安遭染殖民者所携疾病而族灭者，中医之功也。

　　医兴则国兴，国强则医强。百年运衰，岂但国土肢解，五千年文明亦不得全，非遭泯灭，即蒙冤扭曲。西方医学以其捷便速效，始则为传教之利器，继则以"科学"之冕畅行于中华。中医虽为内外所夹击，斥之为蒙昧，为伪医，然四亿同胞衣食不保，得获西医之益者甚寡，中医犹为人民之所赖。虽然，中国医学日益陵替，乃不可免，势使之然也。呜呼！覆巢之下安有完卵？

　　嗣后，国家新生，中医旋即得以重振，与西医并举，探寻结合之路。今也，中华诸多文化，自民俗、礼仪、工艺、戏曲、历史、文学，以至伦理、信仰，皆渐复起，中国医学之兴乃属必然。

迄今中医犹为国家医疗系统之辅，城市尤甚。何哉？盖一则西医赖声、光、电技术而于 20 世纪发展极速，中医则难见其进。二则国人惊羡西医之"立竿见影"，遂以为其事事胜于中医。然西医已自觉将入绝境：其若干医法正负效应相若，甚或负远逾于正；研究医理者，渐知人乃一整体，心、身非如中世纪所认定为二对立物，且人体亦非宇宙之中心，仅为其一小单位，与宇宙万象万物息息相关。认识至此，其已向中国医学之理念"靠拢"矣，虽彼未必知中国医学何如也。唯其不知中国医理何如，纯由其实践而有所悟，益以证中国之认识人体不为伪，亦不为玄虚。然国人知此趋向者，几人？

国医欲再现宋明清高峰，成国中主流医学，则一须继承，一须创新。继承则必深研原典，激清汰浊，复吸纳西医及我藏、蒙、维、回、苗、彝诸民族医术之精华；创新之道，在于今之科技，既用其器，亦参照其道，反思己之医理，审问之，笃行之，深化之，普及之，于普及中认知人体及环境古今之异，以建成当代国医理论。欲达于斯境，或需百年欤？予恐西医既已醒悟，若加力吸收中医精粹，促中医西医深度结合，形成 21 世纪之新医学，届时"制高点"将在何方？国人于此转折之机，能不忧虑而奋力乎？

予所谓深研之原典，非指一二习见之书、千古权威之作；就医界整体言之，所传所承自应为医籍之全部。盖后世名医所著，乃其秉诸前人所述，总结终生行医用药经验所得，自当已成今世、后世之要籍。

盛世修典，信然。盖典籍得修，方可言传言承。虽前此 50 余载已启医籍整理、出版之役，惜旋即中辍。阅 20 载再兴整理、出版之潮，世所罕见之要籍千余部陆续问世，洋洋大观。

今复有"中医药古籍保护与利用能力建设"之工程，集九省市专家，历经五载，董理出版自唐迄清医籍，都400余种，凡中医之基础医理、伤寒、温病及各科诊治、医案医话、推拿本草，俱涵盖之。

噫！璐既知此，能不胜其悦乎？汇集刻印医籍，自古有之，然孰与今世之盛且精也！自今而后，中国医家及患者，得览斯典，当于前人益敬而畏之矣。中华民族之屡经灾难而益蕃，乃至未来之永续，端赖之也，自今以往岂可不后出转精乎？典籍既蜂出矣，余则有望于来者。

谨序。

第九届、十届全国人大常委会副委员长

许嘉璐

二〇一四年冬

王 序

中医学是中华民族在长期生产生活实践中，在与疾病作斗争中逐步形成并不断丰富发展的医学科学，是中国古代科学的瑰宝，为中华民族的繁衍昌盛作出了巨大贡献，对世界文明进步产生了积极影响。时至今日，中医学作为我国医学的特色和重要医药卫生资源，与西医学相互补充、相互促进、协调发展，共同担负着维护和促进人民健康的任务，已成为我国医药卫生事业的重要特征和显著优势。

中医药古籍在存世的中华古籍中占有相当重要的比重，不仅是中医学术传承数千年最为重要的知识载体，也是中医为中华民族繁衍昌盛发挥重要作用的历史见证。中医药典籍不仅承载着中医的学术经验，而且蕴含着中华民族优秀的思想文化，凝聚着中华民族的聪明智慧，是祖先留给我们的宝贵物质财富和精神财富。加强对中医药古籍的保护与利用，既是中医学发展的需要，也是传承中华文化的迫切要求，更是历史赋予我们的责任。

2010 年，国家中医药管理局启动了中医药古籍保护与利用能力建设项目。这既是传承中医药的重要工程，也是弘扬优秀民族文化的重要举措，不仅能够全面推进中医药的有效继承和创新发展，为维护人民健康做出贡献，也能够彰显中华民族的璀璨文化，为实现中华民族伟大复兴的中国梦作出贡献。

相信这项工作一定能造福当今，嘉惠后世，福泽绵长。

国家卫生和计划生育委员会副主任

国家中医药管理局局长

中华中医药学会会长

王国强

二〇一四年十二月

王 序

二

马 序

　　新中国成立以来，党和国家高度重视中医药事业发展，重视古籍的保护、整理和研究工作。自1958年始，国务院先后成立了三届古籍整理出版规划小组，分别由齐燕铭、李一氓、匡亚明担任组长，主持制订了《整理和出版古籍十年规划（1962—1972）》《古籍整理出版规划（1982—1990）》《中国古籍整理出版十年规划和"八五"计划（1991—2000）》等，而第三次规划中医药古籍整理即纳入其中。1982年9月，卫生部下发《1982—1990年中医古籍整理出版规划》，1983年1月，中医古籍整理出版办公室正式成立，保证了中医古籍整理出版规划的实施。2002年2月，《国家古籍整理出版"十五"（2001—2005）重点规划》经新闻出版署和全国古籍整理出版规划领导小组批准，颁布实施。其后，又陆续制定了国家古籍整理出版"十一五"和"十二五"重点规划。国家财政多次立项支持中国中医科学院开展针对性中医药古籍抢救保护工作，文化部在中国中医科学院图书馆专门设立全国唯一的行业古籍保护中心，国家先后投入中医药古籍保护专项经费超过3000万元，影印抢救濒危珍、善、孤本中医古籍 1640 余种，开展了海外中医古籍目录调研和孤本回归工作。2010 年，国家财政部、国家中医药管理局安排国家公共卫生专项资金，设立了"中医药古籍保护与利用能力建设项目"，这是继 1982～1986 年第一批、第二批重要中医药古籍整理之后的又一次大规模古籍整理工程，重点整理新中国成立后未曾出版的重要古籍，目标是形成并普及规范的通行本、传世本。

为保证项目的顺利实施，项目组特别成立了专家组，承担咨询和技术指导，以及古籍出版之前的审定工作。专家组中的许多成员虽逾古稀之年，但老骥伏枥，孜孜不倦，不仅对项目进行宏观指导和质量把关，更重要的是通过古籍整理，以老带新，言传身教，培养一批中医药古籍整理研究的后备人才，促进了中医药古籍保护和研究机构建设，全面提升了我国中医药古籍保护与利用能力。

作为项目组顾问之一，我深感中医药古籍保护、抢救与整理工作的重要性和紧迫性，也深知传承中医药古籍整理经验任重而道远。令人欣慰的是，在项目实施过程中，我看到了老中青三代的紧密衔接，看到了大家的坚持和努力，看到了年轻一代的成长。相信中医药古籍整理工作的将来会越来越好，中医药学的发展会越来越好。

欣喜之余，以是为序。

中国中医科学院研究员

马继兴

二〇一四年十二月

校注说明

　　《全身骨图考正》是一部伤科论著作者不详。全书分骨骼图谱与附方两部分。作者将二十余年检案所积累的骨骼图谱资料，辅以文字注释，编成骨骼图谱，共收录21幅骨骼图。附方则收集了古代医籍如《世医得效方》《医学正传》《太平圣惠方》等书中大量伤科单、验方，还记述了外伤脉候和预后的关系。本书填补了古代中医骨骼图谱的空白。现将校注有关情况说明如下。

　　由于本书为手抄孤本，仅在中国中医科学院有藏本，故以此为底本。并以引述著作的相关文献为参校本。综合运用校勘的四校方法，慎用理校。

　　1. 底本为繁体竖排，现规范为简体横排，以现代标点重新句读。

　　2. 异体字、俗写字，除特例外，统一以规范简化字律齐，不出注。部分特殊异体字，保留原字，并于首见处出注说明。

　　3. 通假字，保留原字，并于首见处出注说明。古体字为现代通用字形者，保留原字，并于首见处出注说明。

　　4. 字形属一般笔画之误者，径予改正，不出校记。

　　5. 原书眉批以小字排在正文之中。

　　6. 凡独立成段方药中药名后的炮制、用量等，用小字另体。

7. 底本中文字有疑义，无本校或他校资料可据，难定是非者，出校存疑。

8. 原书无目录，根据原书书眉及内容补充目录。

9. 扉页原有"按检验尸骨绘出""柏仙录"等字，一并删除。

目　录

骨骼总图①

骨骼总图② 仰面

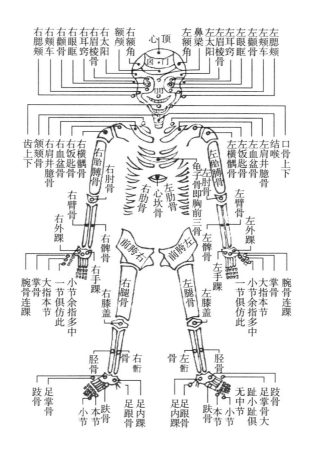

骨骼总图① 合面

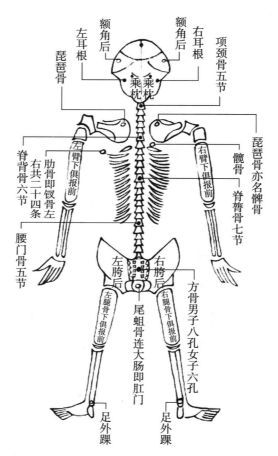

左耳根　额角后　额角后　右耳根
项颈骨五节
琵琶骨
乘枕　乘枕
琵琶骨亦名髀骨
髋骨
脊簪骨七节
左臂下俱报前
右臂下俱报前
脊背骨六节
肋骨即钗骨左右共二十四条
腰门骨五节
左胯后　右胯后
左腿骨下俱报前
右腿骨下俱报前
方骨男子八孔女子六孔
尾蛆骨连大肠即肛门
足外踝　足外踝

按：肋骨男子左右各十二根，女各十四根。较今所检，大相径庭，详后肋骨图说。

案②：图中黑点，均系致命要穴；圈是不致命之处。

----

① 骨骼总图合面：原书无，按图之内容新拟题。
② 案：同"按"，按语。

现拟全身骨图　仰面

楗①历官山左②、江南③，凡遇会检人命重案，必带同画匠，将所检骨殖④，详悉摹图，随时修改，务求十分尽善而止，及今二十余年，方敢定准此图，自分⑤可无遗憾。惟全身骨图，限于纸幅，尚难一目了然，因将各骨另列分图，逐一注明。间有说解，已载见各篇上层，仍复摘叙数语，意在详尽，无嫌重复。俾⑥览者临场易于检寻，不至茫无所据；即刑仵⑦人等，亦不敢任意欺蒙。此亦千虑之一得也。

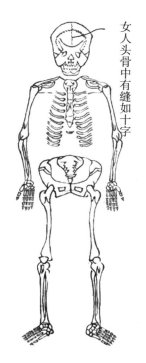

女人头骨中有缝如十字

---

①　楗：据文中所载为官经历及办案时间，似指许楗（1787—1862）。许楗，清朝官吏，字叔夏，号珊林，浙江海宁人，嘉庆二十四年举人，道光十三年进士，博通文字、书法及医学，在法医学方面著有《洗冤录详义》《刑部比照加减成案》等。

②　山左：指山东。山东得名以其地在太行山之左（东）。

③　江南：江南省。清代设江南省，辖境约相当于今江苏、安徽、上海两省一市，省府为江宁（今南京）。

④　骨殖：尸骨。

⑤　自分：自以为。

⑥　俾：使。

⑦　刑仵：即仵作，官署中检验死伤的吏役。

现拟全身骨图　合面

此仰、合二图，不标各骨名目者，以纸幅窄小，系以各名，加以挂线，转至混淆。且有一骨数名，必得一骨数线，览者不明，欲于数线而求数骨，势不可得。必至以他骨凑合为之。余在山左，复检郓城县史戊寅一案，前检官以缺少饭匙骨，聚讼①纷纷。仵人欲以他骨充数，检官不依，致有争执。孰知饭匙骨乃肩甲②骨之里面，以形得名，并非另有一骨，此即各名、各线之误。现列各骨分图，详晰标注，可一览无遗矣。

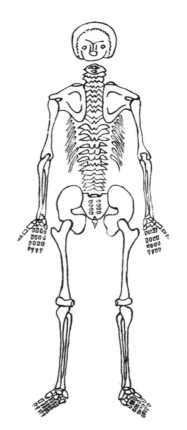

---

①　聚讼：众人争辩，是非难定。

②　甲：同"胛"，《释名·释形体》："甲，阖也。与胸胁背相会阖也。"段玉裁注："《释名》作肩甲，《灵枢经》作肩胛。"

髑髅骨[①]图 仰面

《检骨篇》[②] 云：髑髅骨有他故处骨青，骨折处滞瘀血，盖髑髅皮薄无肉，稍磕即著[③]骨，骨便青，须至骨损，则瘀血凝滞，方有血晕。非比有肉之骨，腠理多血，一遇受伤，血即凝滞，伤轻则有青晕，伤重即有紫黑晕也。

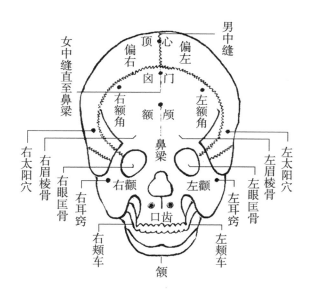

男首骨中缝至天灵盖为止，其盖一块，能取下。女人中缝如十字，直至鼻梁而止。

---

① 髑（dú 毒）髅骨：头骨。多指死人的头骨。

② 检骨篇：即《检骨图格》。乾隆三十五年安徽按察使增福奏请将人身骨节定为《检骨图格》，刊刻颁发。

③ 著（zhuó 卓）：同"着"，附着，接触。

颔①之下为喉，喉亦称嗓。有食喉②、有气喉③。食喉无骨，气喉俗名喉管，每节形如戒指，前面系脆骨，后面非皮非肉。因死后不久即腐，故不入骨图数内。

髑髅骨数，今确核仰面十五条，合面二条，各随部位。分晰言之，其实只脑壳一个，下牙床骨一块而已。《验骨篇》云：髑髅骨，男子八片，蔡州④人九片；妇人六片。又云：男子脑后横一缝，当正直下别有一直缝；妇人当正直下无缝。所谓缝者，形如锯齿，两两相合，其细如发。余历次检案，所见男女头骨，当正直下有缝者，十之七八，数之得九片；当正直下无缝者，十之二三，数之得八片。无所谓六片者，亦并不以此分别男女也。详后《检骨格》上层全身骨辨。

顶心在头顶正中。一名天灵盖。

偏左、偏右，偏者对顶心而言。在顶心之左，曰偏左；在顶心之右，曰偏右。其余左右，不得加以偏字。

囟门在顶心之前三寸，古称脑盖，俗呼脑门。

额颅在发际下正中。《汉书·武五子传》注：颅，额骨也。《后汉书·马融传》注：颅，额也。

额角，额左右两旁棱处之骨。

---

① 颔（hàn 汉）：下巴颏。
② 食喉：咽。清·方补德《喉风论》："咽通地气，饮食之道也，俗名食喉。"
③ 气喉：喉。《喉风论》："喉通天气，呼吸之道也，俗名气喉。"
④ 蔡州：地名，即今河南省汝南县。

眉棱骨，两眉生处高起之骨。

太阳穴，在眉棱骨尽处，斜上五分许。

眼匡①骨，眼四围骨。

鼻梁，人之有鼻，如屋之有梁，故曰鼻梁，亦曰鼻柱。

耳窍，肾之寄也，然心亦寄窍于耳。心为一身主宰，周身气血俱注于心，上通于耳；肾为先天根柢②，与心对待，其气亦上贯于耳，故耳窍最关紧要。设有受伤，易致毕③命。如验尸尚有青赤痕损可凭，至检骨则伤痕界在微茫④矣。

颧骨，眼匡下高起大骨。颧，亦作权。

颊车，在颧骨下，俗呼下把壳。以承载诸齿，能咀嚼运动，故名颊车。其骨尾有形如钩，控⑤于耳前曲颊之环。曲颊，曲如环形。

口骨，与颧骨连合者，即上牙床骨；与颊骨连合者，即下牙床骨。

牙齿，多寡不等，并有单数者。江南省山阳县⑥民妇管许氏，上下牙齿二十九个，嘉庆十四年检案。直隶清苑

---

① 匡：同"眶"。

② 根柢（dǐ 底）：比喻事物的根基、基础。

③ 毕：按句意似当为"毙"。

④ 微茫：犹"渺茫"。

⑤ 控：悬挂。

⑥ 山阳县：地名，今属江苏省淮安市。

县①民妇杨苏氏，上齿十五个、下齿十二个，嘉庆二十二年检案。

颌骨，即颊车下正中之骨。《图格》② 以颌、颏两列。是颏者，结喉两旁肉之虚软处。此系检骨与验尸不同，不应以无骨之颏连称。

骷髅骨图　合面

脑后，即脑门之后。其骨在顶心之下，乘枕骨之上，连合一处，上下左右各一寸五分。

骨图有额角后一条骨，《格》③ 无。查额角后，即脑后骨之左右，与额无涉，此删。

合面只上半截，下空二寸许，即大髓骨④。

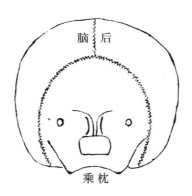

---

① 清苑县：地名，今属河北省保定市。

② 图格：即《验尸图格》的简称。检尸文件，元称"检尸法式"，明称"尸格""尸图"，清代定为"验尸图格"，颁行各省，并对勘检程序、方法、要求等都作了具体规定。

③ 格：指《检骨图格》。

④ 大髓（zhuī椎）骨：即颈椎骨。髓，同"椎"。

《图格》又有耳根骨一条。考耳根即耳垂，系虚软无骨处。其贴耳根之骨，名为曲颊，与颊车骨之钩凑合①，并非耳根，《图格》均误。

乘枕骨，俗呼后枕骨，中间有凹，左右高出；亦有平塌无凹，而不高出者。《验骨篇》云妇人无左右，此不尽然。余在山左，复检宁海州②民妇初孙氏、昌邑县③民妇徐孙氏，乘枕骨均有左右，道光十六年及二十一年检案。又郓城县民人④史戊寅，乘枕骨无左右，道光二十年检案。可见此骨之有无左右，乃人生骨相之殊，并不系乎男女也。

肩髃骨⑤　臑骨⑥　横髃骨图

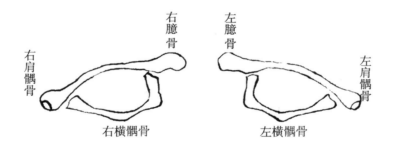

肩髃，即肩头，俗呼肩尖。《仪礼·既夕记》郑注：

---

① 凑合：拼凑。在此引申为连缀、连接。
② 宁海州：地名，今属山东省烟台市。
③ 昌邑县：地名，今属山东昌邑市。
④ 民人：此与"民妇"相对，指男性。
⑤ 肩髃骨：即肩胛骨上部外侧端。
⑥ 臑（yì 议）骨：指肩胛骨上部内侧端。

髃，肩头也。《韵会》：髃，髆[1]前骨。《正骨心法》云：即肩甲骨臼端之上棱骨也。今人误以肩井当之，非是。《续明堂灸经》云：肩井，并非骨名，在肩上陷中，乃胆经所过之穴，其形如井，故名。据此应将《骨格》内肩井一条删去，改为肩髃。其《尸格》[2]内即补肩井一条，以为验伤地步[3]，庶[4]名实相符也。

《说文》云：膺，胸骨也。今俗称血盆骨，又名缺盆骨，与肩髃同为一骨，当肩处曰肩髃，当胸处曰膺骨。《图格》以膺骨、血盆分列两条，未免重复，当删去血盆一条。

《论沿身骨脉篇》云：肩髃之前者，横髃骨[5]。《续明堂灸经》云：肩髃下横骨曰横髃。今仵人往往以横髃为肩尖之骨，致将横髃本骨凑作肋骨第一条者，不可不察也。

肩甲骨图

《说文》：髆，肩甲也。故肩甲亦称肩髆，今俗呼琵琶骨。《释名》：肩，坚也；甲，阖也，与胸胁背相会合也。《字书》：肩背之间为胛。甲，通作胛。此在合面，今《验

---

① 髆（bó 伯）：《说文·骨部》："髆，肩甲也。从骨，尃声。"

② 尸格：清初沿用元代的检尸法式，以后颁布了清代的尸格与尸图。清代的尸格也分仰、合两面。

③ 地步：即位置。

④ 庶：也许，或许。

⑤ 横髃骨：即锁骨。

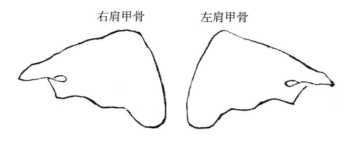

右肩甲骨　　　　左肩甲骨

《尸图格》列在仰面，非是。至《检骨图格》，易其名为琵琶骨，殊未画一。实则肩甲、琵琶，名异而实同也。又，饭匙骨，即肩甲骨之里面，以形得名，并非另有一骨。或说在横髀、血盆两界间，误也。

龟子骨①图

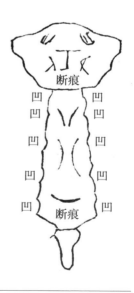

断痕

凹凹凹凹凹凹

凹凹凹凹凹凹

断痕

　　龟子骨，在喉下正中，至心窝止，长约五寸。两旁各有五凹，亦有六凹者，每凹凑合肋骨一条。骨上下有两断痕，生前气血贯注，两痕联属不断；死后气血坏败，一经蒸洗，随手断为三节。《验骨篇》云：胸前骨三条。《检骨格》注：胸前三骨，排连②有左右。至《检骨图》竟于胸之左右，各画三横骨矣，辗转沿讹③，莫能是正。殊不知此系直骨而非横骨，三节而非

　① 龟子骨：现代解剖学称胸骨。
　② 排连：第次相连。
　③ 沿讹：因袭谬误。

三条。自《内经·骨度》篇注有胸前横骨三条[1]一语，后来之误，皆由于此，不可不纠正之也。

此骨正当心窝聚血之处，色多灰暗，未可遽[2]以毒论。

江西省鄱阳县民妇胡张氏，龟子骨系两节，乾隆三十年检案。山东省郓城县民人史戊寅，龟子骨系四节，道光二十年检案。

心坎骨图

《验骨篇》云：心骨一片，状如钱大。心骨，即心坎骨，在心窝歧骨之间，正当凹处，因名心坎。《医宗金鉴》名蔽心骨，亦称鸠尾骨。《洗冤备考》又云护心软骨。

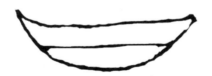

此骨大小不一，随人之气血强弱，以为大小，惟系后天生长之脆骨，死后易于腐化，故检已埋已殡、久经棺殓尸骸，存者十之一二。仵作嫌声说[3]为难，往往以龟子骨

---

① 有胸前横骨三条：查《灵枢·骨度》无此注。
② 遽（jù 句）：就，竟。
③ 声说：说明。

末节作心坎骨喝报①者，虽非燊窦②，不可不知。

直隶省河间县民人李禄儿，心坎骨与龟子骨连生，坚实不断，嘉庆十一年检案。

姚德豫《洗冤录解》③：心坎骨，乃胸中间骨一条，直而长如剑形。至《验骨篇》云如钱大之心骨，在心坎骨之下，乃软骨云云，是以龟子骨为心坎骨矣。果尔，则《验骨篇》不应更出胸前骨三条一语。姚说甚谬。

肋骨图 仰面

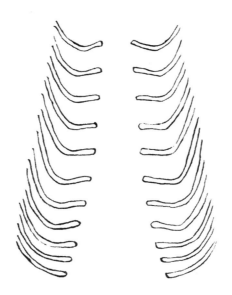

---

① 喝报：大声报告。

② 燊（bì 弊）窦：指作奸犯科的事。燊，同"弊"。《广韵·祭韵》："燊，困也；恶也。《说文》曰：'顿仆也。'俗作弊。"

③ 洗冤录解：清代襄平人姚德豫所撰，系《洗冤录》的增补本，一卷，计29解，刊行于道光十一年。

仰面皆脆骨，易于损折。上半截甚长，扁阔不厚，凑合龟子骨凹内；下半截渐短渐狭，亦极薄。

肋骨图　合面

合面皆坚骨，扁阔而厚，均凑合脊骨凹内。此骨自合面起，环至仰面止，系统长一条，由厚而薄、由坚而脆。当以合面为本，仰面为梢。

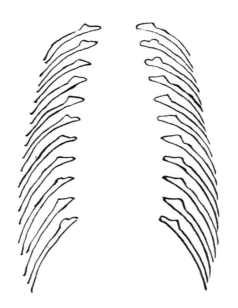

《说文》：肋，胁骨也。《左僖二十三年》[1]：骈胁合干[2]。疏引《通俗文》，腋下谓之胁。《说文》骈胁作骿

胁，云：骭，并胁也。徐铉云：肋骨连合为一。是腋下至肋骨尽处，统名为胁；而肋即胁之骨也。古人称胁不称肋，称胁则肋包在内。今人指腰以上有骨处为肋，腰以下无骨处为胁，非是。盖腰以下无骨处，正是腰之部位；设以属胁，则腰无著落。《图格》脱去腰之条件，职①此之故。应据以更正，并补腰一条。

《验骨篇》云：肋骨，男子左右各十二条，八条长、四条短；妇人左右各十四条。《检骨格》云：肋骨共二十四条，妇人多四条。此皆沿《内经》骨度篇注之误。余历次会检，并详查各省成案②。凡男女肋骨，左右各十一条者，十居其九；间有十条、十二、十三、十四、十五等条者，不过十中之一。今州县每遇检案，未知其中确实，反以十一条为骨相之异，甚至以他骨凑作十二条，以符《录》中之数。惟女人多四条，无可移凑，势必聚讼纷纭，难以定断。兹特一一揭出，俾司牧③者不致茫无主见也。

凡男女肋骨，左右各十一条者为多，此余之创论④。昔年在里⑤中，适掩埋局⑥，拾取无主枯骨二百三十余副，

① 职：由于，因为。
② 成案：已处理的案卷。
③ 牧：官吏。
④ 创论：独到的见解。
⑤ 里：乡里。
⑥ 掩埋局：专门收埋无主尸体的慈善机构。

余逐一为之整理，所见肋骨十二、三、四等条者，只十数副，余俱十一条，男女皆然。及在山左，会检博平县民人姜玉文、文登县民人于二、郓城县民人史戊寅、宁海州民妇初孙氏、昌邑县民妇徐孙氏各案，肋骨俱十一条。又在江南会检溧阳县民人王本宜案，肋骨亦十一条。此皆得之目睹者也。至见之成案者，浙江庆元县民人黄有高、广西横州民人谢庭荫、湖南安仁县民妇曹邓氏、江西宁都州民妇王李氏等，肋骨俱十一条。如此者不胜枚举，可见十一条之说，非凭空臆断也。他如直隶清苑县民妇杨苏氏，左右肋骨各十条，嘉庆二十年案；江南山阳县民妇管陈氏、管许氏，左右肋骨各十二条，嘉庆十四年案；浙江庆元县民妇吴吴氏，左右肋骨各十三条，乾隆二十九年案；广东番禺县民人梁亚仔，左右肋骨各十四条，嘉庆三年案；山西曲沃县民人李泰，左右肋骨各十五条，乾隆四十年案。略举数端，余可类推矣。

江西省南丰县民妇黄杨氏，左右肋骨第二条与脊骨连生，乾隆四十三年检案。此诚骨相之殊，记之以备考证。

两手肢图　仰面

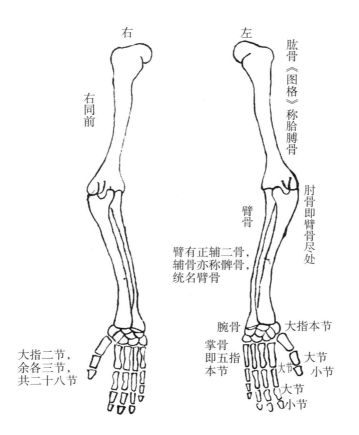

右

右同前

左

肱骨《图格》称胳膊骨

肘骨即臂骨尽处

臂骨

臂有正辅二骨，辅骨亦称髀骨，统名臂骨

腕骨

掌骨即五指本节

大指本节

大节

小节

大节

小节

大节

小节

大指二节，余各三节，共二十八节

两手肢图　合面

　　肱，《说文》云：臂上也。《续明堂灸经》：肱骨，在肩髃之下，俗呼胳膊①。今《图格》列胳膊一条，从俗称也。

----

　　① 胳膊：原作"胎（xī西）膊"，"胎"字误，改。下同。

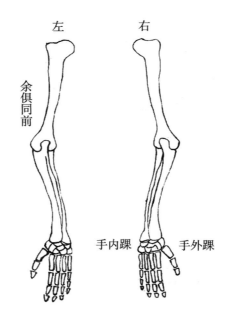

左　　右

余俱同前

手内踝　手外踝

肘，《说文》云：臂节也。《急就篇》[1] 颜注：臂曲节也。方书[2]：臂骨上端尽处，可屈伸者曰肘。俗曰肘尖，并非另一骨也。

臂，《说文》云：手上也。《正字通》：自肘至腕曰臂。《揣骨新编》：臂有正、辅二骨，其长大、连肘尖者为正骨，短细者为辅骨，亦曰髀骨[3]。两骨叠并相倚，下接腕骨。

《验骨篇》云：妇人无髀骨。此不尽然。余所检妇女

---

① 急就篇：古时供学童识字的字书，西汉史游撰，每63字为一章，共32章。急就，有"速成"之意。
② 方书：即医书。
③ 髀骨：指桡骨。《沿身骨脉论》："辅臂骨者，髀骨。"

骨殖，皆有髀骨。尝询之老仵作，云：亦未见无髀骨者。复详查成案，嘉庆十四年，江南山阳县民妇管陈氏、管许氏，并管国祥之女，同时自尽，开检时均有髀骨。又，嘉庆二十年，直隶清苑县民妇杨苏氏；道光十六年，山东宁海州民妇初孙氏；二十一年，昌邑县民妇徐孙氏等检案，《骨格》均填有髀骨。略举数端，以资考核。

踝，《释名》云：踊也。居足两旁，硗确①然也。是足骨之高起者为踝，踝本在胫、骱②两骨之下。言足者，统词也。今《图格》以手骨之高起者，与足骨相似，故同此称。其在正骨之下者曰手外踝，在辅骨之下者曰手内踝。足踝在两侧，手踝在合面，《图格》列在仰面，误。

腕，《仪礼·既夕记》郑注：掌后节中也。其骨大小八块，凑合而成。亦有六块、十块者。今《骨图》挂线云：腕骨连踝。考腕骨，界乎正辅两骨及掌骨之间，并不与手内、外踝接连，《骨图》误也。又，《骨格》于腕骨条下，并未注有若干块数，继于掌骨条下云：两手掌骨十块。此误以腕骨为掌骨矣，不可不辨。

掌，《增韵》云：手心也，谓指本也。人生指节在外者，左右各十二节。在掌有左右各五节，即所谓本节也，统名为掌骨，在掌骨之上者为腕骨。《正骨心法》云：腕骨，即掌骨，乃五指本节。此说甚谬。《论沿身骨脉篇》

---

① 硗（qiāo 敲）确：本指土地坚硬瘠薄。此形容踝部肌肉很少。
② 骱（héng 恒）：指腓骨。

云：人两手指甲相连者小节，小节之后中节，中节之后本节；又以在外之第一节为本节。《图格》沿此致误，宜其于掌骨条下，填注十块，一误再误也。

脊骨图

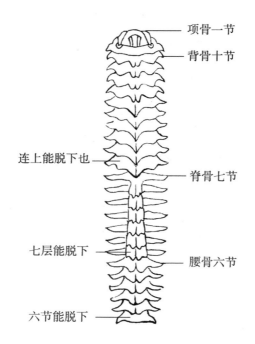

项骨一节

背骨十节

连上能脱下也

脊骨七节

七层能脱下

腰骨六节

六节能脱下

《续明堂灸经》引《内经疏义》云：胸膈之后为背，背之中为脊。其骨二十四节，统言之曰脊骨；析言①之，则上下名称有别。第一节为大髓骨，即项骨；第二节至十一节为背骨；第十二节至十八节为脊骨；第十九节至二十

---

① 析言：训诂学用语。谓分开说，区别地说。

四节为腰骨。核诸录中所云，殊为确切，应据改正。

《说文》云：项，头后也。《广韵》：颈在前，项在后。今《图格》称第一节至第五节曰项颈骨，不知项有骨而颈只喉管无骨，项为合面，颈为仰面，不能牵连为一，并列合面。且即部位之分寸度之，其骨亦不能至五节之多。《图格》误也。

《骨格》于项颈骨第五节后，又有琵琶骨，亦名髀骨一条。案，琵琶骨乃肩甲骨之异名，不应列在背骨第五节后。惟《骨图》挂线在肩甲部位，未免两歧①。至②髀骨，即手肢之辅骨、足肢之骱骨，均有是称，从未有以琵琶骨称髀骨者。此又《骨格》之误。

《骨格》又于脊背骨第二节下云：两旁横出者髋骨。《骨图》挂线次序并同。余历次检骨，从未见此，质之同官及老仵作皆然。《说文》云：髋，髀上。《广韵》：两股间也。《正骨心法》云：即胯骨。与此同名实异。惟《沿身骨脉篇》云：脊骨下横生者髋骨，《图格》沿此致误。

《骨格》云：腰眼骨五节。与今检案不符。《续灸经》云：自大髓骨，第十九节至二十四节为腰骨，系六节而非五节。方书云：腰骨首节，左右两穴，各有红筋如细丝，拍断即死，故名腰眼。然则以下五节，不得称腰眼骨矣。《骨图》别称腰门骨，亦非。应照《续灸经》，统名腰骨

①　两歧：指两种意见分歧。
②　至：至于。

骨骼总图

二一

为是。

江西省南丰县民妇黄杨氏系驼背，自大髓骨以下十一节，骨道无缝，左右肋骨第二条与背骨连生。乾隆四十三年检案。

方骨图

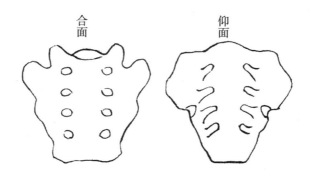

方骨①，在腰骨尽处，上宽下窄，其形如瓦，左右各有四孔，分列两行。《验骨篇》作四行，并云在腰间，均误。

《揣骨新编》云：方骨，有十窍者；有中间多一窍，作九窍者；又有与尾蛆骨②连缀为一者。凡拳殴肚腹致命，检骨时，其伤现于方骨，此谓应伤③。

《正骨心法》云：尾骶骨，即尻骨也。两旁各有四孔，

---

① 方骨：即骶椎骨。
② 尾蛆骨：即尾椎骨。
③ 应伤：从前腹打击，而伤痕见于后部方骨，故称。

名曰八髎①；其末节名尾闾，一名骶端，一名穷骨，俗名尾桩。《刺灸心法》云：尻骨，左右各四孔，骨形内凹如瓦；末节如人参芦，名尾闾，一名橛骨，在肛门后。据此系以方骨与尾蛆骨合而言之，其所谓尾骶骨、尻骨者，实是尾蛆骨之异名。即以属之方骨，未免牵混。姚德豫《洗冤录解》亦沿此致误。

《续明堂灸经》云：方骨，一名架骨。人身撑著不倒，全赖此骨，如物之有架，故名。近时校订《洗冤录》者，因验妇女尸，条下小注有"架骨横环小腹之下，与后尾蛆骨相连"二语，即指架骨为羞秘骨，甚谬。详《检骨格》上层羞秘骨辨。

乾隆五十六年，湖南省复检麻阳县民妇张福莲一案，据称有胯骨、无架骨。仵作唐明云：胯骨分左右，形如月牙，其两骨稍头镶拢处，即名架骨等语。此等臆说，全属无稽，不过一时欺朦②检官，借为搪抵③地步。近刻《洗冤录补注》反韪④其言，以为可信，贻误后来不浅矣。

山东省宁海州民妇初孙氏、广东省乐昌县民人陈积亨，方骨俱十孔，道光十六年、二十四年检案。又，山东博平县姜玉文，方骨与腰骨末节连生，见《成案征信录》。

---

① 八髎：原作"八膠（jiāo 胶）"。"膠"字误，改为"髎"。上髎、次髎、中髎、下髎的合称。

② 朦：蒙骗。

③ 搪抵：搪塞。

④ 韪（wěi 伟）：赞成，同意。

尾蛆骨图

人参芦样

菱角样

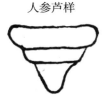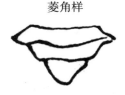

尾蛆骨，俗呼尾桩，凡三节，在方骨之下，肛门之后。一种如菱角，有尖瓣；一种如人参芦，平直无尖瓣。并不以此分别男女也。

《验骨篇》云：尾蛆骨，若猪腰子，仰在方骨下。男子者，其缀脊处凹，两边皆有尖瓣如菱角，周布九窍；妇人者，其缀脊处平直，周布六窍。《检骨格》因与尾蛆骨条下注有男子九窍，女子六窍等字，其实男女均无一窍，不知本书从何致误。或云：此盖与方骨合言之。然方骨，男女皆八窍，亦并无九窍、六窍之别。应将《检骨格》方骨条下，增入八窍二字；尾蛆骨条下，增入三节二字。删去小注男子九窍，女子六窍等字。以昭核实。

福建省侯官县民人李大信，尾蛆骨二节，乾隆五十四年检案。山东省昌邑县民妇徐孙氏，尾蛆骨与方骨连生，道光十六年检案。

胯骨图　仰面

胯骨，在腰骨之下，股骨之上。股骨即大腿骨，古亦称胯。《史记·淮阴侯传》：出我胯下。注：胯，股也。盖统言之称胯则股包在内，析言之则胯与股有别，不可混也。

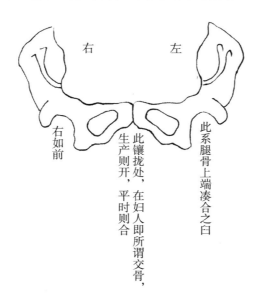

右　　　　　左

右如前

此镶拢处，在妇人即所谓交骨，生产则开，平时则合

此系腿骨上端凑合之白

胯骨图　合面

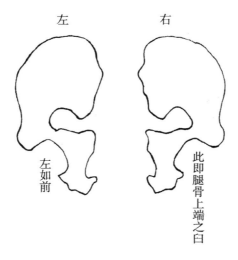

左　　　　右

左如前

此即腿骨上端之白

此即臀骨，《说文》：脽①，臀也。髋②，臀骨也。是臀谓之脽，其骨谓之髋。《图格》称胯骨后者，亦统词也。

两足肢图　仰面

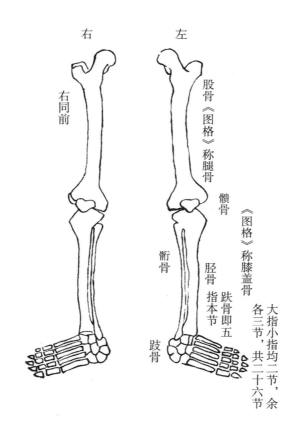

右　　　左

右同前

股骨
《图格》称腿骨

髌骨

骱骨

胫骨
指本节

跗骨即五

跂骨

《图格》称膝盖骨

大指小指均二节，余各三节，共二十六节

---

① 脽（shuí 谁）：即臀部。

② 髋（jué 绝）：尾骨。

两足肢图　合面

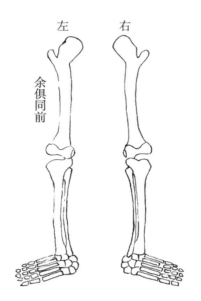

左　右

余俱同前

股，《续明堂灸经》云：在胯骨之下，髌骨之上，其骨上端如杵，下端如锤，俗呼大腿。《释名》：股，固也，为强固也。凡人直立不倒，全赖此骨以辅下体。

髌，《说文》：膝嵶也。膝嵶，即膝端。《文选·西征赋》注引郭璞解语：髌，膝盖也。《增韵》：膝盖骨。《续灸经》云：其骨形圆而扁，中有小骨一块，如围棋子大。

胫，《揣骨新编》云：即膝下正面突出之骨。皮外名臁肕①，内即胫骨，俗呼小腿。

---

① 臁肕（liánrèn 连任）：指小腿。

骱，《揣骨新编》云：字本作胻①。即胫骨里②侧之帮骨，亦称髀骨。两骨相为依倚，上承髌骨，下接跂骨③。

《验骨篇》云妇人无髀骨。《检骨格》因之。据余历检妇女骨殖，均有此骨，复详查成案相同。如嘉庆十四年江南山阳县民妇管陈氏、管许氏，并管国祥之女，二十年直隶清苑县民妇杨苏氏，道光十六年山东宁海州民妇初孙氏，二十一年昌邑县民妇徐孙氏等，检案俱填有髀骨，可证。

踝，《续灸经》云：胫骨之下尽处，在外侧高起者为足外踝；骱骨之下尽处，在内侧高起者为足内踝，俗称孤拐。今《图格》止④仰、合两面，并无两侧，致⑤《骨图》将内踝列在仰面，外踝列在合面。而《骨格》又以内外踝均立⑥仰面，未免两跂，兹从《骨图》。

跂，各本俱误作肢，据本书《论沿身骨脉篇》改正。《类篇》⑦：跂，举踵也。《礼曲礼》疏：踵，脚后也。《释名》：足后曰跟，又谓之踵。是跂骨，即脚跟。《骨图格》分列两条，非是。历检跂骨与腕骨相似，亦有六块、八

---

① 胻（héng 恒）：指腓骨。
② 里：意为"后"。
③ 跂骨：即脚跟骨。
④ 止：只，仅。
⑤ 致：通"至"。即到。
⑥ 立：通"列"。
⑦ 类篇：字书名，宋仁宗时王洙、胡宿等始修，宋英宗时由司马光编定，其书 15 篇（含目录 1 篇），按部首编字，分 45 卷，540 部，收字 31319 个，为宋以后重要字书之一。

块、十块之殊。今《骨格》于脚跟骨条下，概称八块，亦非。

跗，各本俱误作跌①，据《骨脉篇》改正，《文选》束皙②《补亡诗》注：跗与趺同。《字书》：趺，足背也。《正骨心法》云：俗呼脚面。盖跗骨与足掌骨，系一骨二名，为五指本节。今《骨图》挂线于大指本节，系名跗骨；于小指本节，系名足掌骨。是误分两骨矣，应正。

指，各本作趾，误。足指与手指同，趾，系足之异名，不得以趾为指，详前《尸格》上层趾指辨。手指惟大指两节，余各三节，共二十八节；足指除大指两节外，小指亦系两节，余各三节，共二十六节。

全身骸骨名异同考

一、肉核骨肉之核谓骨；骨谓骸人骨也，亦为之干干，骸骨。

二、头骨谓髑髅，头骨亦谓之碩③颅首骨也。碩，徒谷切；颅，即头骨。颅，谓髇④，亦谓髏⑤髇、髏，即颅。

三、顶顶骨居头顶正中，即天灵盖骨谓颠头骨之至高骨也，

---

① 跌：疑为"跗"之讹字。下同。

② 束皙：魏晋间阳平元城（今河北大名）人，字广微，博学多闻，善辞赋，《晋书》有传，有《束皙集》。

③ 碩（duó 夺）：头骨。也指额。

④ 髇（xù 序）：《玉篇·骨部》："髇，颅也。谓髑髅也。"

⑤ 髏（dù 度）：《类篇·骨部》："颅也。"

亦谓顖音愿；颠顶骨名。

　　四、囟音信，俗作顖。头会、脑盖也。顶之中心旋毛中，为百会；百会穴前一寸五分为前顶，百会穴前三寸即囟门，是脑之上缝，即头顶合缝处谓脑盖，亦名脑缝囟，曰角囟。

　　五、颜额也、题、頯、巅①、頟均頟也，即额角也，頟頟，发之下，眉之上也。通作额。

　　六、頯②渠龟切，权也、頯③巨鸠切，面权也、顀④朱劣切，两颊之权也、脧⑤面秀骨，权也颊，权也，即顀也，通作颧。颧骨，谓在目下，当目外眦⑥；外眦，即眼梢也。

　　七、鼻茎鼻梁谓頞⑦，亦谓准鼻头之准尖也。孟子疾首蹙頞而相告，頞，即鼻颈也，即鼻梁。

　　八、目厓⑧谓眶目之厓岸，即眼眶四围骨高起者是也，亦谓之眦眦，目之两头角也，大眦谓眼大头，小眦谓眼梢也，四眦。

　　九、鬓骨谓颞而涉切颥⑨人朱切，耳本谓頕⑩耳之根柢。

---

①　巅（zhān 占）：额。古方言。

②　頯（kuí 葵）：颧骨。

③　頯（qiú 囚）：颧骨。亦泛指面颊。

④　顀（zhuō 捉）：颧骨。

⑤　脧（zhūn 谆）：面颊。《说文通训定声》："脧，俗谓之两颧也。"

⑥　眦（zì 自）：眼角，上下眼睑的接合处，靠近鼻子的称"内眦"，靠近两鬓的称"外眦"。

⑦　頞（è 饿）：鼻梁。《说文·页部》："頞，鼻茎也。从页，安声。"

⑧　厓（yá）：同"睚"，眼角。

⑨　颞颥（nièrú 聂如）：头部的两侧靠近耳朵上方的部位。

⑩　頕：疑当为"颎（jiǒng 炯）"。颎，高翔麟字通："《五音集韵》以为古文耿字。"耿，《说文·耳部》："耳箸颊也。"即指耳根部。

十、面旁谓颊面两旁权骨①后之骨，挟饮食物也，颊车谓辅酺②，面旁无骨之处；辅，即下把壳，承诸齿嚼物运动，故名颊车，又名辅车。其骨强，可以辅持其口。或曰牙车，牙所载于上也，今呼牙床骨，即牙根。

一、颊后谓颐③即颊车之尾，形如钩，控于耳前，名曲颊，口下谓颔同额④，口下接耳下之骨，皆指颊车而言；实则颔骨，即下把壳尽处，谓骊龙颔下也。

二、龈骨即齿根所生之骨谓齿，牡齿⑤牡齿，其形上下相错，俗名大盘牙谓牙。

三、项前谓颈颈在前面，项在背后，颈谓亢⑥同颃，俗作吭，亦谓领亢、领，皆颈，能伸缩，谚语伸颈茎以望，即可知矣。

四、颈后谓项，项谓脰⑦、谓頩⑧统是颈、项，并无分别。

五、项上谓承枕项上，发际上辫根正中之骨，名承枕，即玉枕骨⑨，项下谓大髓项下第一节高骨之名，即项后骨，想是天柱骨。此骨倒，头即难抬起。骨形如椎。

六、当胸谓肵即胸骨，名血盆骨，又名缺盆骨。与肩髃同一

① 权骨：即颧骨。
② 酺（fǔ 斧）：同"辅"，即面颊。《说文·面部》："酺，颊也。"
③ 颐（gěn 艮）：《说文·页部》："颊后也。"
④ 颔（hàn 汉）：下巴颏。
⑤ 牡齿：当作"壮齿"，壮犬之齿，即后部之牙。
⑥ 亢（gāng 刚）：本义指人颈的前部，喉咙。
⑦ 脰（dòu 斗）：脖子，颈。
⑧ 頩（chéng 成）：颈项。《玉篇·页部》："頩，颈也。"
⑨ 玉枕骨：人脑后隆起之骨。即枕骨。

骨，当肩尖曰肩髃，当胸前为肜骨。肜作臆，**蔽心谓坎**在心窝歧骨之中，正当凹处，名心坎骨。

七、**肩前谓髃**即肩头，即肩甲骨血端之上棱骨也。肩头下横骨曰横髃，当肩甲横髃两骨陷中，名肩井穴，胆经所走之分，**肩甲谓髆**肩髆，即琵琶骨。肩，坚也；甲，阖也，同胸、胁、背相会合也。胆经所走之穴，乃肩井也。

八、**乳上谓膺**乳上之骨，即龟子骨，在喉下正中，长约五寸，如倒剑之形，**掖①下谓胳**掖，作亦②，人之臂掖也。胳，掖之下也，俗作腋。揣骨也，臂下肋上为腋。胳乃肋骨第一条环过之处即是也。

九、**两膀谓胁**身之左右，两手膀臂所挟也。胁即肋，腋下谓胁；腋下之骨，谓肋骨，**胁骨谓肋**今人称腰以上有骨处为肋，腰下无骨处为胁，非是。

十、**臂上谓肱**肱在肩髃之下，俗呼胳膊，**臂节谓肘**肘，手臂之下曲节。臂骨上端尽处，能屈能伸者为肘。

一、**手上谓臂**自肘至腕为臂，臂骨有正、辅二骨，其长大、连肘尖者为正骨；短细者为辅骨，两骨相并，下接腕骨，**手心谓掌**即手中心，乃五指之根也。人生指节，在外者，左右各十二节；在手心者，左右各五节，名五指之本。统名曰掌，**掌后谓腕**腕本作掔，掔，系钩中指结于腕。腕，掌后节之中也。腕骨统计左右手大小各八块，凑合而成。

---

① 掖：同"腋"。指腋窝。
② 亦：同"腋"。指腋窝。《说文·亦部》："亦，人之臂亦也。"

二、大指谓拇指，亦谓巨指为大擘①，又谓臂指。二指谓食指食所偏用也。俗呼唼②盐指。三指谓中指，谓将指足之用力，大指为最；手之取食，中指最长。故足以大指谓将指，手以中指为将指。四指谓无名指。五指谓小指、季指③。

三、脊④俗作脊骨⑤骨谓吕，腰骨谓髂，髂上即腰上谓骹髃⑥。

四、架骨方骨名。人生撑着不倒，全仗此骨，如物之有架也。头尖有一长孔谓八髎架骨两旁有八孔，女人两旁只六孔，故名，尻骨谓尾骶尻，脊骨之尽处，即尾脊骨也。有四名：曰尾杷桩、尾闾、骶端、穷骨，皆别名。

五、胯谓髋髀之上、两股之中间也，臀谓髋髋，今作臀⑦，屍⑧骨也。臀即胯骨后面，俗呼尾鼓爿⑨应是。

六、腿谓股腿本作骽⑩。股，大腿也、谓髀即股，乃骨之外薕⑪也。

---

① 擘（bò 簸）：大拇指。
② 唼（shà 霎）：同"歃"。用嘴吸取。
③ 季指：小指。
④ 脊（jǐ 脊）：同"脊"。《玉篇·肉部》："脊，背脊也。今作脊。"
⑤ 脊（lǚ 旅）骨：脊椎骨的统称。亦指第一胸椎棘状突起而言。
⑥ 骹髃（kuāwá 夸娃）：髂上骨。《玉篇·骨部》："骹髃，髂上骨也。"
⑦ 臀（tún 臀）：同"臀"。《说文·尸部》："屍，髀也。臀，屍或从骨，殿声。"段玉裁注："今《周易》《春秋》《考工记》皆作臀。"
⑧ 屍（tún 臀）：同"臀"。《说文·尸部》："髀也。从兀从几。"《玉篇·尸部》："屍，与臀同。"
⑨ 爿（pán 盘）：相当于"边""段儿""截儿"等。
⑩ 骽（tuǐ 腿）：同"腿"。
⑪ 薕（lián 廉）：同"廉"。

七、膝盖谓髌邻,同膝、谓髋①即大小腿胫骨中间机枢,员②骨为盖。

十一③、膝下谓胫、谓骹④膝盖之下,小腿骨也。闻小腿胫骨,男双根;女人胫骨只独根。

十二、胫上端谓腓、谓骭⑤端骨为骭,骭即腓骨,在膝盖下之里侧,外名腓肠,俗呼小腿肚。膝盖之下接生者为胫骨,胫骨之旁生相并者为腓骨。据说膝下正面突起之骨谓胫;胫之里侧小骨、附胫并生者谓腓,即小腿肚肉里之骨,与胫本系两根。

十三、足谓趾本作止,下基也、谓蹊⑥音悸。

十四、足旁谓踝踝居足之两旁,骨圆而高起。胫骨之下尽处,在外侧高起者为足外踝;腓骨之下尽处,在内侧高起者为内踝,今呼孤拐也,足跟谓踵即足后跟。

十五、足掌俗名脚底板谓跖同蹠、同跢⑦,古字。即脚底五脚指之根本节骨。在脚掌,谓蹠骨,足背俗呼脚面谓跗同跗。脚指本节,在脚背上面者谓跗骨,不过朝上为跖,朝下为跗,亦一骨二名,最易混人也。

---

① 髋(kuì溃):膝盖骨。
② 员:通"圆"。
③ 十一:此前散佚一页。
④ 骹(qiāo敲):胫骨近脚处较细的部分,亦指脚。
⑤ 骭(tīng听):指腓骨。
⑥ 蹊(jì记):足。《玉篇·足部》:"蹊,足。"
⑦ 跢(zhí执):同"跖",脚掌。

《骨格》致命不致命考

仰面致命五处

顶心骨

囟门骨

左右两额角骨

正中额颅骨

左右两太阳穴两耳窍，图载致命，故加俟考

仰面不致命十一处

左右两眉棱骨

左右两眼眶骨

鼻梁骨

左右两颧骨

左右两颞①颊骨

上下口骨

上下牙齿

颔颏骨

左右颊车骨

左右两耳窍

嗓喉结喉骨系脆骨，共四层

---

① 颞（sāi鰓）：同"腮"。

仰面身骨致命三处

龟子骨即胸前三骨，左右排连

心坎骨

左右两血盆骨

仰面身骨不致命二十三处

左右两肩井臆骨

左右两横髃骨

左右两饭匙骨

左右两胳膊骨

左右两肘骨

左右两臂骨图注致命

左右两髀骨图注致命

左右两手内踝

左右两手外踝

左右两腕骨

左右两掌骨十块

左右两手十指骨念①八节

左右胯骨前

左右两腿骨

左右两膝盖骨

左右两胫骨

---

① 念：同"廿"，即二十。

左右两骺骨女身无此

左右两足踝

左右两足外踝

左右两跱骨

左右两足掌骨跌骨十块

左右十趾计念八节

左右两脚跟骨共八块

合面致命四处

脑后骨

左右乘枕骨女人无左右

左右两耳根骨

项颈骨节头段

合面不致命

颈项二节

　　三节

　　四节

　　五节

琵琶骨亦名髀骨

此节致命脊背骨第一节图注致命，此地仍列不致命，故加，候
考正

不致命　脊背骨第二节两旁横出者髋骨

　　　　　　三节、四节、五节、六节

致命　脊膂骨第一节

不致命　脊膂骨第二节、三节、四节、五节、六节、七节，两旁肋骨念四根即钗骨，女人多四根

致命　腰眼骨第一节

不致命　腰眼骨第二节、三节、四节、五节

致命　尻上方骨方孔八眼，女人两旁各三眼者多。应注尾闾之下，阅骨图，仍宜列此

不致命　左右胯后骨

尾闾骨即尾蛆骨。男子九窍，女人六窍。应载方骨之下，如另有窍，则仍不改

计仰、合两面骨图，周身男女骨节，共四处各别，妇女产门之上，多羞秘骨一块，受伤重则致命。

附　方①

时疮　龙衣②二两一条　黄丹一钱　白降丹三分少许　猪胆汁调敷。

湿腿　蚯蚓粪、炉甘石、青果③核、轻粉，见症下分两。

又方：净乳、没末水加黄柏末，黑肉加江子④末、去油

又抄，实验跌打损伤服毒秘方，吞金治法此格⑤物之妙方

误吞金器，胸膈痛不可忍。以羊颈骨煅末，每服三钱，米饮汤下，过夜其金随大便下。

治蛊毒预防法

西广云贵多蛊毒，饮食后咀嚼当归，即解矣。

疯犬咬伤奇法

先用黑墨一笔写：食常治且善。照法三次。

五字于咬伤之处，层叠写之，口内要诵此五字，写完

---

①　附方：原书无标题，据文后内容加。

②　龙衣：即蛇蜕。

③　青果：即橄榄。

④　江子：巴豆的别名。

⑤　格：通"落"。《淮南子·时则》："（夏）行冬令，格。"王念孙《读书》引王引之曰："格读为落。"

一团，笔尖搋出，无不应效。

治癫狗伤采《洗冤录》方

防风独茎者，一两　　天南星一两，共泡七次，晒干

共为末，每服二钱，白汤①下；半日再进一服，出汗即愈。

犬咬奇方

先用浓墨一笔写：食主县常治。

五字于咬伤之处，口内诵此五字，写完再写，立即止痛，全②愈。

治伤神方张兰诸③中丞原刊

晋人尚气，每有事甚细微，一语不合，辄即斗殴，金刃刀伤较他省为多，又不善于调治，动致毙命。今④访有秘方，屡试屡验，神效异常，时行刊发，有牧民⑤之贵者，亟须捐⑥资，慎选真实药材，如法治备，一有报伤之案，无论跌打损伤、金刃刀伤、他物损伤、骨折骨碎，立即拾⑦药，照方医治，勿卧热炕，定有奇效。州县仁心为质，

---

①　白汤：白开水。

②　全：通"痊"。《周礼·医师》："十全为上。"注："犹愈也。"

③　张兰诸：即张师诚，字心友，号兰诸。浙江归安人，乾隆进士，累官福建巡抚、闽浙总督。

④　今：原作"令"，形近致误。

⑤　牧民：管理地方民众的官员。

⑥　捐：原作"损"，形近致误。

⑦　拾：收集。

遇有命案，往往执罪疑惟轻之论，不肯严办，然与其曲为开脱，以致死者含冤，何如速加拯救，俾两命俱得保全，功德岂不更大乎。

大西洋十宝散

大梅片三分　当门麝三分　劈辰砂三钱，漂净　明乳香三钱，去净油　子红花一两　上血竭四钱　雄黄精一两　明没药三钱，去油　当归尾二两五钱、生晒、研净　上儿茶六分

以上十味，共为细末，瓷瓶黄蜡封口，勿令走气。

一治刃伤，并各器械伤，皮破血出者，以药末掺上，包裹不可见风，血止即愈。

一治跌打损伤，皮肉青肿未破者，用陈醋调敷患处，肿消即愈。

一治内伤骨碎，或骨已断折，先将骨节凑准，用陈醋调药末厚敷患处，以纸包裹，外加老棉絮包好，再用薄板片夹护，将绳绳慢慢捆紧，不可移动。药性一到，骨自接矣。须静养百日，如犯房事，必成残疾，慎之！

一治刃伤深重，未到透膜者，先用桑皮线缝好，多掺药末于上，以活鸡皮急急贴护，如前骨损养法即愈。

一遇跌打昏迷不醒，急用一钱，同陈酒冲服，自然醒转，以便调治。此方神奇，虽遇至重之伤，鲜有不起死回生者，宝之！

重物压打

凡手足肩背被重物打伤，或青肿紫赤、血痕疼痛，以

苏木煎汁，磨真桻①香涂之，不可落水②，连搽数日，其肿消散。予已百试百效，桻香一名紫金藤，军中多备，以治刀斧损伤，真神方也！

误断指头

用桻香细末掺之，包以丝绵。七日不可落水、冒风，不必再换，一次即痊，亲试有验。

玉真散

治破伤风，咬牙缩舌，腰背反张，势在垂危，服此立可回生。此方屡试，奇效为神。

天南星姜汁炒　防风　天虫③炒断丝　白芷

上药等分，研极末，每服三钱，童便和好酒调下。凡跌打损伤，内有瘀血者亦效。

凡治破伤风，先以自手三指并连，直插入病人之口，如可插入者易治；若止有二指插入者，其症必危。即妇人产后惊风，亦用此法验之，可知生死。

被殴伤风神方

如已有伤风情状者，服过大西洋十宝散，并外敷之后，即服此方。

荆芥穗　黄蜡　鱼鳔

---

① 桻：讹字，当作"降"。
② 落水：沾水。
③ 天虫：白僵蚕的别名。

上三味，各五钱，加艾叶三片，入无灰酒①一椀②，重汤③煮一炷香，热饮，汗出立愈。惟百日内不得食鸡肉。

人咬伤痛

用荔枝核焙、研，筛细掺之；外用荔肉盖贴。虽落水亦不烂。神效之极！

又法：以青州柿饼一个，令人嗽口洁净。将饼咀嚼，盛磁器内，饭锅上再蒸极烂，敷患处，三日全愈。治过多人皆效。

跌仆挛筋三四年不愈者，立效如神

杨梅树皮，晒燥、研末。以滴花烧酒④，隔汤炖熟，调涂患处，以绢扎好，每日一换，不过三五次，即愈。

此方系无锡富家得之游方道士，已费百金，始得此方，其应如神。已见咽喉，医士沈嘉会患此三载，依法治好，授予传人。

汤火烫治法

地榆磨细如面，香油浸敷。破损者，用此撒上；如烂溃不敛者，取灶心土基，名伏龙肝，再入炭火烧红，水飞日晒干，再加研细，人乳调敷，令今之冶坊⑤，浸油一缸，

---

① 无灰酒：是不放石灰的酒。古人在酒内加石灰以防酒酸，但能聚痰，所以药用须无灰酒。

② 椀：同"盌（碗）"。《集韵·缓韵》："盌，或作椀。"

③ 重汤：指隔水煮。

④ 滴花烧酒：指蒸馏酒。

⑤ 冶坊：即铁匠铺。

以备不虞，拂①上立刻止痛，多则二次全愈。功灵效速，乃汤火烫之圣药也。

又法：用蚶子壳，煅细末，配冰片少许，如湿处燥敷，干处麻油调搽，数次收功。真仙方也！

又法：用刘寄奴和糯米煎水，退火涂上，即愈。

诸　伤

金刃伤，缘金疮肠断，视病浅深，各有生死。肠一头见者，不可连也；若腹痛短气，不思饮食，大肠一日半死，小肠一日死。肠两头见者，可速续之，先以针缕如法连续之，断肠便取鸡冠血涂其际，勿令气泄，即推纳之。但出不断者，作大麦粥，取汁洗肠，以渍纳之，且作粥清稍稍饮之。二十余日，乃吃糜粥；百日后，乃可进饭《病源》。

金疮失血，其人当苦渴，然须忍之，常令干食，可与肥脂之物，以止其渴。又不得多饮粥，则血溢出，杀人也。又，忌嗔怒及大言笑，动作劳力及食咸酸、热酒、热羹辈，皆使疮痛冲发，甚者即死。凡金疮及折伤，不可饮冷水，血见寒则淤，入心即死矣。

不治证：十不治症，凡被伤入于肺者，纵未即死，二日难过。左胁下伤，透内者可医，全断不可治。小腹伤内者。症候繁多者。脉不实重者。老人左股压碎者。伤破阴

---

① 拂：搽、涂。

子①者。血出尽者。肩内耳后伤透于内者，皆不必用药。凡金疮伤天窗②穴名、眉角、脑后、臂里跳脉③、髀内阴股、两乳上下、心、鸠尾、小肠，及五脏六腑俞，皆死处。又破脑出髓，而不能语，戴眼直视，喉中沸声，口急唾出，两手妄举，皆不治之症《圣惠医名》。

金疮脉候：金疮出血太多，其脉虚细者生，数实者死。金疮出血，脉沉小者生，浮大者死。斫④刺出血不至⑤，脉来大者，七日死，滑细者生。金疮出血，虚细则宜，实大则倾⑥《得效》⑦。伤虽浅，命脉虚促，可虑；伤至重，命脉和缓，永无虑也。血出甚者，脉不要洪大，只要平正重实《得效》。

肠肚伤治法：肚破肠出在外，若肠全断难医，不断者可治。肠及肚皮破者，麻缕为线，或桑白皮尖茸为线，以花蕊石散付⑧线上，从里缝之；肠子则以清油捻活，放入肚内，乃缝肚皮，不可缝外重皮，留皮开，用药糁⑨待生肉《得效》。伤破肚皮，肠与脂膏俱出，先用汤药，如活血散、佛手散即芎归

① 阴子：睾丸。
② 天窗：手太阳小肠经穴。在颈外侧部，胸锁乳突肌的后缘，扶突后，与喉结相平。
③ 臂里跳脉：手臂内侧的动脉。
④ 斫（zhuó 苗）：用刀、斧等砍。
⑤ 出血不至：据《脉经》卷四当为"出血不止"。
⑥ 倾：死，丧。
⑦ 得效：指《世医得效方》，元代危亦林编撰。
⑧ 付：通"敷"。
⑨ 糁（sǎn 伞）：涂抹。

汤与服。用手掰去膏不妨，此是闲肉，放心去之。然后推肠入内，用线缝之。仍服通利药，勿令二便闭涩《得效》。

金疮先宜调血，大凡金疮及折伤坠堕内损者，必有瘀血、伤积，先宜逐去瘀血。若出血过多，则调养气血为主《正传》①。花蕊石散、夺命散、鸡鸣散、导滞散、破血消痛汤、复元活血汤，皆可选用《诸方》。

止血生肌合疮药　伤至重者，海味中咸白鳔，成片铺在伤处，以帛扎定，血立止《得效》。

止血收口方

白胶香　老松皮　白芷　血竭

为末敷之。单血竭末付之，尤妙。黄丹、滑石末付之，夏月以薄荷叶贴之，一日一次，以药水汤洗《得效》。金伤散，糁付神效《集要》②。

金疮血不止

黄丹　白矾

为末糁之。又，下子蚕蛾，烧灰付之《圣惠》③。下蚕室④，疮不合，取所割势⑤，火煅为末，酒调服。昔有一人

---

①　正传：指《医学正传》，明代虞抟编著。

②　集要：指《本草集要》，明代王纶撰。

③　圣惠：指《太平圣惠方》，是宋王朝组织编纂的第一部大型方书，由北宋王怀隐等撰。

④　下蚕室：宫刑的别称。颜师古释云："凡养蚕者欲其温早成，故为蚕室，畜火以置之。而新腐刑亦有中风之患，须入密室，乃得以全，因呼为蚕室耳。"

⑤　势：人或动物的睾丸。

自割其势，疮久不合，用此方，不数日而愈矣。

箭镞及金刃中骨脉不出

白蔹　半夏等分

为末，每取一钱，淡姜汤调下，日三次，二十日自出《入门》①。箭镞及针入肉不出，象牙屑，和水涂其上。又，蝼蛄取汁频涂。又，鼠脑涂之。又，好磁石，著其上自出《圣惠》。

救急方　凡金疮及诸伤重，痛闷欲死。取牛一只剖腹，纳其人于牛腹，浸热血中，可苏。如伤腹，用血竭末，醋汤调饮，出血而愈。或战阵炮矢所伤，血流满体，气贯胸膈，闷绝者，亦苏《入门》。伤重晕绝，不省人事，用人热尿多灌即苏，童便尤好《丹心》②。

活血散　治刀枪伤，腹裂肠出者。

黄芪　当归　川芎　白芷　续断　赤芍药　鹿茸　黄芩　细辛　干姜　附子炮，各等分

上为末，每三钱，温酒调服，日三，立验。

花蕊石散　治一切金刃斫伤，及打扑损伤，牛马咬踢伤，或至死者，急于伤处糁药，其血化为黄水；再服药便活，更不疼痛。如脏腑有瘀血内损，烦闷欲死，服此药则化为黄水，或吐出，或下泄出。

花蕊石四两　硫黄一两

---

① 入门：指《医学入门》，明代李梴编撰。
② 丹心：指《丹溪心法》，元代朱震亨著。

为末，入瓦罐内，盐泥固济①，晒干；安四方砖上，以炭火从巳午时煅至经宿，候冷取出研细，每取一大匙，童便入酒煎热，调服。

夺命散　治金刃所伤，及从高处堕落，木石压损，瘀血瘀积，心腹痛，二便不通。

水蛭以石灰拌，炒焦五钱　大黄　黑牵牛子②末各二两

上为末，每取一钱，热酒调下，过数时无效，再用一服，以下恶血为度《得效》。

鸡鸣散　治金刃伤、打扑伤，血瘀淤积，烦闷欲绝。

大黄酒蒸，一两　当归尾二钱　桃仁十四粒，研

上锉作一贴，酒煎，鸡鸣时服，次日下瘀血即愈。治折伤亦妙。

导滞散　治内伤损，内有瘀血，大便不通，壅郁欲死。

大黄一两　当归二钱半　麝香少许

上为细末，每三钱，热酒送调下。

破血消痛汤　治伤损堕落，恶血流于胁下，痛楚不能转侧。

水蛭炒烟尽，别研，三钱　柴胡　连翘　当归梢各二钱
苏木一钱五分　羌活　防风　桂皮各一钱　麝香少许

---

① 固济：密封。
② 黑牵牛子：原作"黑牵头"，据《济生方·卷八》改。

上除水蛭、麝香外，余药锉作一贴，酒水相①半煎，去滓，入蛭、麝调服，空心两贴，立愈东垣②。

复元活血汤 治同上。

大黄二钱五分　当归一钱七分　柴胡一钱五分　穿山甲炒，研　瓜蒌根　甘草各一钱　桃仁十个，为泥　红花五分

上锉作一贴，酒水相半煎服。

金伤散 治一切金疮。重午日③，早欲使四人各出四方，采草木茎条各半把，至日午时，入石灰一斤，同捣极烂，凿大桑木三、两株，作孔纳药实筑④，以桑皮蔽之，油调石灰密涂之，勿另泄气，更以桑皮填固，至九月九日午时取出，阴干百日，捣罗为末。如遇伤，掺之，神效。

单方凡二十四种⑤

新汲水 人被金疮及损伤肠出，以新汲泉水喷之，令身噤，肠自入也。

石灰 疗金疮甚良。人为金刃所伤，以石灰末裹之，定血止痛。又，石灰和鸡子白，火煅为末，付疮，立差⑥。

葛根 疗金疮、止痛，为末，付之。又，浓煎取汁

---

①　相：原作"柶（sì 四）"，讹字，改为"相"。全书同。

②　东垣：指李东垣所著的《兰室秘藏》。破血消痛汤出自《兰室秘藏·卷中》，原名"破血散疼汤"，《证治准绳·疡医》引作"破血消痛汤"。

③　重午日：指端午。

④　实筑：即"筑实"，意为捣坚实。

⑤　单方凡二十四种：此处所载单方实际只有 23 种。

⑥　差（chài 瘥）：同"瘥"。病愈。

服之。

桑白皮　可以缝金疮，取生皮作线，缝腹①破肠出者唐安金藏②剖腹，用此法便愈，神仙刀剑药，妙不可言。桑叶为末，干掺之。金疮止痛，桑柴灰付之。

蝼蛄虫　箭镞在咽喉、胸膈不出，蝼蛄捣取汁，滴上三五度自出。针入肉不出，蝼蛄脑同硫黄研、付，觉痒针自出。

蜣螂③　箭镞入骨不可拔，微熬巴豆，与蜣螂同调匀，涂伤处，待极痒，便撼动，拔之立出，贴生肌膏。出箭镞方：蜣螂全者、麝香少许，同为末，拔动箭头，糁药疮内，自出。

旋卜根　即旋花根也。合金疮，续断筋。取根捣汁，滴疮中，滓封疮上妙。

象牙　主箭镞及针入肉不出。为末，和水付疮上，即出。旧牙梳尤佳。

蝙蝠　主金疮出血，内漏④。取二枚，烧为末，每一钱，和水服，令一日服尽。当下如水，乃血消也。

黑虱　主箭头入肉不出。取头上黑虱及人牙齿同研，

---

①　腹：原作"服"，据文义改。

②　安金藏：唐代官吏，时太子李旦被诬谋反，武后下令查处此事，金藏为洗脱太子罪名，当众引佩刀自剖其腹，武后大为吃惊，命御医诊治。太医把肠子放回其腹中，以桑白皮为线缝合，敷之以药，过了一宿，即醒。

③　蜣螂（láng 狼）：即"蜣螂"。

④　内漏：病名。凡孔窍内生管出水皆曰漏。

涂之，即出。

葱 治金疮，因惊出血不止。取葱炙热，挼①取汁，付之，血即止。金疮中风、水肿、痛。葱茎叶，煨研，罨②付，立愈。

小麦 主肠出不入。小麦五升，水九升，煮取四升，去滓，令极冷，使人含噀③疮上。又，噀其背，肠渐自入，勿令众人见。

石榴花 治金疮，血流不止。石榴花和石灰捣为末，糁之，血便断。

壁钱④ 主金疮，血不止。取汁，点疮上良。

鼠脑肝 治箭镞及针刀在咽喉、胸膈诸隐处不出。取生鼠脑及肝，捣，付之即出。

紫檀香 治金疮。急刮紫檀末，付之。止血止痛至妙。

血竭 疗金疮，止血止痛、生肌最妙。刮血⑤，付之。但性急不可多用。

琥珀 止血生肌，合金疮药。作末，敷之。中弩箭闷绝。琥珀末一钱，童尿调服。

---

① 挼（róu 揉）：揉搓。
② 罨（ǎn 俺）：覆盖。
③ 噀（xùn 迅）：含在口中而喷出。
④ 壁钱：亦称"壁镜"。蜘蛛的一种。体扁黑色，常在墙上织成白色圆形的囊。
⑤ 血：为"血竭"的省称。

蛇含草　主金疮。捣，付之佳。又云蛇含膏，连已断之指。

青蒿　生挼，付金疮。止血止痛，易合。或煎汤、或烟熏，亦好。

小蓟　主金疮，血不止。挼叶封之。

蓝叶汁　金疮血闷，取蓝汁饮之。

车脂　针入肉不出。取车釭①脂，摊纸上罨②之，二日一换，三五次自出。

攧③扑堕落压倒伤

凡堕压死者，急安好处，以袖掩其口鼻上，一食顷，候眼开，以热小便灌之，利去瘀血《得效》。

卒堕攧压倒打死，心头温者，皆可救。将本人如僧打坐，令一人将其头发控放低，以半夏末，或皂角末吹入鼻内，如活，却以姜汁、香油打匀灌之。若取药不及，挖开口以热小便多灌之。

人为刀斧所伤，或堕落险地，或扑身体损伤，筋骨皮肉皆出血不止，或瘀血停积，若去之不早，则有入腹攻心之患。

跌扑伤损，须用苏木活血，黄连降火，白术和中，以童便煎服妙。伤在上，宜饮韭汁。

---

①　釭（gōng 工）：指车毂内口的铁圈，用以穿轴。

②　罨（yǎn 眼）：覆盖，掩盖。

③　攧（diān 滇）：跌、摔。

凡攧打压伤，或从高堕落，皆惊动四肢五脏，必有恶血在内，专怕恶心，先用通二便药和童便，服之立效。大小肠皆通利，则自无烦闷攻心之患矣《得效》。

凡伤损，专主血，论肝主血，不问何经所伤，恶血必归于肝、流于胁、郁于腹而作胀。实痛者下之，宜通导散、桃仁承气汤方见塞门、夺命散方见上；虚者，复元活血汤见上、当归须散调之。

凡出血已多，而又呕血不止者，难治。宜用苏木煎汤，调蚌霜散服之。

诸伤疼痛，宜乳香定痛散、乳香散、双乌散、寻痛丸、阵王丹、补损当归散《诸方》。

苏合香丸　治打扑堕落，挟惊悸气血错乱，昏迷不省，急取三五丸，温酒、童便调灌方见气门，《得效》。

头上有伤，或打破，或金刃伤，用药糊角①缚，不使伤风，慎之！

通导散　凡伤损极重，大小便不通，心腹胀闷，宜用此下瘀血。

大黄　芒硝各二钱　当归　苏木　红花　桃仁各一钱
厚朴　陈皮　木通　枳壳　甘草各五分

上锉作一贴，水煎，空心服一名大成汤，《医林》。

当归须散　治打扑损伤，致气瘀血结，胸腹胁痛。

---

① 角：额骨。此指沿着额骨。

当归尾一钱半　赤芍药　乌药　香附子　苏木各一钱
红花八分　桃仁七分　桂枝六分　甘草五分

上锉作一贴，酒水相半煎服。

蚌霜散　治伤损大吐血。

蚌粉　百草霜各等分

上为末，每二钱，糯米饮调服。

乳香定痛散　治诸伤损、疼痛。

白芷　当归　生地　牡丹皮　赤芍药　川芎　乳香
没药　白术　甘草各等分

上为末，每二钱，温酒、童便各半调匀服之一名活血止
痛散。

乳香散　治打扑伤损，痛不可忍。

白术炒　当归炒　白芷　桂皮　乳香　没药　甘草各
等分

上为末，每二钱，温酒调下《得效》。

双乌散　治诸伤百损，久后时常疼痛者，及新被伤作
痛亦宜。

川乌　草乌略炮，各三钱　当归　白芍药　苏木　大黄
生干地黄　红曲炒，各五钱　麝香少许

上为末，入瓦瓶，以酒煮，放冷服。如觉麻痹，无
害。但草乌生用恐太猛，所以略炮《入门》。

寻痛①丸　治诸伤，止痛清心，行气活血如神。

草乌生用　乳香火熨　没药火熨　五灵脂各三钱　生麝香少许

上为末，酒糊丸如指头大，朱砂为衣。每一丸，薄荷、姜汁磨化服。

阵王丹　治诸折伤，止血定痛。

大黄一两　石灰六两

上同炒紫色为度，捣筛为末，敷伤处妙。

补损当归散　治堕扑折伤，疼痛叫号，服此药不复大痛，三日筋骨相连②。

川芎一两五钱　桂心　川椒　当归　甘草各七钱五分　附子炮　泽兰各一钱五分

上为末，每二钱，温酒调服，效如神。

打扑伤，消肿灭瘢　凡斗殴被打成破伤风，头面肿大，发热，以九味羌活汤方见寒门热服取汗；外用杏仁捣烂，入白面少许，新汲水调敷疮上，肿即消。

治伤损肿痛，瘀血流注紫黑；或伤眼上，青黑不散：大黄为末，生姜汁调敷患处，即消。名将军膏。

散被殴瘢痕，亦治跌扑：麻油、清酒各一椀，同煎数沸，服之；服了卧火烧热地上一夜，痛止肿消无痕。有被

---

① 痛：原作"通"。据上文及《世医得效方》改。

② 三日筋骨相连：此前原有"三日筋骨相连"6字，衍文，删。

伤者，仇家阴①令术士②以此治之，次日验审，了无一毫伤痕。

打扑伤，肌肤青肿：茄子种，通黄极大者，切作片，瓦上焙干，为末，临卧酒调二钱服，一夜消尽无痕《圣惠》。

脉候及不治症　凡打扑损伤，内有瘀血，其脉坚强者生，小弱者死《脉经》。打扑损伤，去血过多，脉当虚细，若得急疾大数者死。

凡折伤，外损筋骨者可治，内损脏腑、里膜，及破阴子、耳后者，煎大③治专上十不治症参看。如伤脏腑致命处，一观其脉虚促，危矣《得效》。

单方凡十七种

蒲黄　治扑损瘀血在内，烦闷，蒲黄末三钱，热酒调下。

白杨树皮　治扑损瘀血，疼不可忍，取树皮酒渍，服之。

生龟　治扑损蹉折④。取血和酒饮之；肉生研，厚涂伤处，立效。

蛴螬　主打扑腕⑤折，血在胁下，坚满痛，取汁和酒

---

① 阴：暗中。
② 术士：指以占卜、星相等为职业的人。
③ 煎大：依文义当为"难"。
④ 蹉（wō 窝）折：即骨折。
⑤ 腕：同"蹉"。骨折。下同。

服；又，研付伤处。

鼠屎 治落伤筋骨，痛不可忍，取屎烧为末，猪脂调，急裹之，不过半日愈。

荷叶 治打扑落伤，恶血攻心闷乱，干荷叶，热童尿调下二钱，日三。未展荷叶为末，童便调服，利下恶物。

胡桃 压扑伤损，胡桃肉捣烂，和温酒频服，便差。

麻根 主打扑落伤腕折，有瘀血，痛不可忍，取根及叶，捣取汁饮，或煮服之。非时则取干麻煮汁，效。

稻秆灰 治堕落扑伤痛楚，稻秆烧灰，和糟酒①淋灰取汁，乘温淋洗痛处，立瘥。

芥子 扑损瘀血作痛。芥子和生姜研，微暖，涂贴患处，即效。

葱白 治打扑伤损，痛不可忍。取葱白，入炉火煨，乘热擘开，其中有涕，便将罯损处，冷则易热者，须臾痛定。又，葱白、砂糖等分，烂研付之，痛立止，且无瘢痕。

人尿 主扑损落伤，瘀血攻心，晕绝。热尿频服，一二升即苏。童子尿尤佳。

乌鸡 凡被压窄，坠舟舢②，车轹③马踢牛触，胸腹破陷，四肢摧折，气闷欲死，乌鸡一只，合毛杵一千下，和

---

① 糟酒：即米酒，是用糯米饭加入酒曲发酵而成。
② 舢（chuán 传）：同"船"。
③ 轹（lì 历）：车轮碾压。

苦酒^①一升，得所^②；以新布揾病处，取药涂布上，罨定，干则易。觉寒振欲吐，不可去药。须臾复上一鸡，神效！

乌鸦羽 治堕落损伤，瘀血胀心，面青气短。取右翅羽七枚，烧灰和酒服，当吐血便差。

犬胆 治跌扑刀箭伤，内有瘀血。取胆，热酒调下，瘀血尽下。犬屎烧存性，为末，热酒调下二三钱，亦有奇效。

酒糟 主打扑堕落损伤，瘀血肿痛。酒糟和醋滓蒸温，熨之妙。

水蛭 主堕扑落伤、折伤，内有瘀血。水蛭炒焦为末，入麝香少许。每一钱，热酒调服，当下瘀血。

骨折筋断伤

凡脚手各有六出臼、四折骨，每手有三处出臼，脚有三处出臼。手掌根出臼，其骨交互相锁、或出臼，则是挫出锁骨之头，须是搦^③骨，于锁骨下归窠，若出外，则须搦入内；若出内，则须搦入外，方入窠臼。只用手拽，断难入窠，十有八九成痼疾也《得效》。

骨节损折，肘臂腰膝出臼蹉跌^④，须用法整顿归元，先用麻药与服，使不知痛，然后可用手法《得效》。

---

① 苦酒：醋的别名。
② 得所：指相和得所。
③ 搦（nuò 糯）：用力按压。
④ 蹉（cuō 搓）跌：失足跌倒。

搦骨归窠，用竹一片生柳木片尤佳，板夹定一边，一边不须夹，须存屈直处，时时拽屈、拽直，不然则愈后曲直一淂①《得效》。

凡骨碎者，须用麻药即草乌散与服，或用刀割开，甚者用剪剪去骨锋，使不冲破肉；或有粉碎者，与去细骨，免脓血之祸，且以药水一日一洗，莫令臭秽《得效》。

凡骨碎者，用接骨药，火上化开，糊骨上，然后夹定，外用夹骨法、活血散、接骨丹、二生膏、糯米糕；内服麦斗散、没药降圣丹、接骨散、自然铜散、接骨紫金丹；淋洗用蔓荆散《诸方》。

草乌散 即麻药也。凡骨节出臼，用此麻之，然后用手整顿。

皂角　木鳖子　紫金皮　白芷　半夏　乌药　当归川芎　川乌各一两二钱五分　草乌　茴香　坐拏草②各二钱五分　木香一钱

并无煅制，上为末，诸样骨节出臼窠者，每服二钱，好红酒调下。麻倒不识痛处，然后用刀割开，或剪去骨锋，以手整顿骨节归原，用夹夹定，然后医治。如箭镞入骨不出，亦用此药麻后，或钳出，或凿开取出，然后用盐汤或盐水与服，立醒《得效》。

---

① 一淂（dé 得）：依文义当为"有碍"。

② 坐拏（ná 拿）草：一种有毒的草。苗可入药，性辛热，主治风痹、损伤等。

夹骨法

小蛤蟆①四五个　皮硝三分　生姜一两　酒糟一椀

肿者加红内消即红何首乌，同捣，敷折伤之处。

活血散　治折伤。绿豆粉，炒紫色，新汲水调成膏，厚敷折伤处，以桑皮夹定，其效如神。一方：热酒、醋调服。

接骨丹

当归七钱五分　川芎　没药　骨碎补各五钱　川乌煨，四钱　古文钱火煅，醋淬七次　乳香二钱半　木香一钱　黄香即松脂六两　香油一两五钱

上为末，和油成膏，摊油纸，贴患处。如骨碎筋断，用此复续如初《回春》②。

二生膏　治折伤手足。

生地黄一斤　生姜四两

上捣烂，入酒糟一斤炒热，布裹罨伤处熨之。伤筋损骨，痛不可忍，神效！

伤损臂臼脱出，肿痛。生地黄捣烂，摊油纸上；次糁木香末一层，又摊地黄，贴患处，明日痛即止。

治折伤，断筋损骨，生地黄捣取汁，好酒和服，日二三次最妙。又，捣烂蒸热，封伤处一月，筋连骨续，盖地

---

① 蛤蟆：原作"蝦蟆"，据《医学入门》原方改。
② 回春：即《万病回春》，明代龚廷贤所撰。

黄属①骨。

糯米膏 治扑伤，筋断骨折。

糯米一升 皂角切碎，半升 铜钱百个，同炒至焦黑，去钱

上为末，酒调膏，贴患处，神效！

麦斗散 治跌伤骨节。

土鳖一个，瓦上焙 巴豆一个，去壳 半夏一个，生用 乳
香 没药各半分 自然铜火煅，醋淬七次

上为细末，温清酒调服一厘，如重车行十里之久，其
骨接之有声。初跌之时，须整理如旧，以棉衣盖复，方服
药，勿转动。端午日制尤妙。

没药降圣丹 治打扑闪肭②，筋断骨折，痛不可忍。

生干地黄 川芎各一钱五分 自然铜火煅，醋淬十三次，
别研 生川乌 骨碎补 白芍药 当归 乳香 没药各一钱

上为末，姜汁与蜜等分和匀，每一两作四丸，每服一
丸，水酒各半盏，入苏木一钱同煎，去苏木，调药，空心
热服。

接骨散 治骨折。

乳香 没药各二钱五分 自然铜醋煅淬③，别研，五钱 滑
石一两 龙骨 赤石脂各一钱五分 麝香少许

上为末，好醋浸润煮干，炒燥为末，临睡服时，入麝

---

① 属（zhǔ 主）：连接。
② 肭（nà 那）：为"肭"的讹字。肭（nǜ 衄），扭伤，折伤。
③ 醋煅淬：即煅醋淬。

香和匀，温酒调下一钱。若骨已接，去龙骨、赤石脂而服，极效《丹心》。

一方：将药除麝香，浸酒煮干，为末，黄蜡五钱熔化，乃入麝和匀，作丸弹子大，每一丸酒煎，以东南柳枝搅散，空心热服。名接骨丹。

自然铜散　凡治打扑筋骨折伤。

乳香　没药　苏木　降真香无则紫檀代之　川乌　松明节　自然铜火煅，醋淬七次，各五钱　地龙油炒　龙骨生　水蛭油炒焦，各二钱五分　血竭一钱五分　土狗①五个，油浸，焙

上为末，每五钱，好酒调下。自顶心寻病，至下两手两足，周遍百身，病人自觉药力习习性来，遇病处则飒飒有声《得效》。

接骨紫金丹　治跌打骨折，瘀血攻心，发热昏晕。

土鳖一方用土狗　自然铜火煅，醋淬七次，别研　骨碎补　大黄　血竭　当归尾　乳香　没药　硼砂各一钱

上为末，每取八厘，热酒调服，其骨自接②。

蔓荆散　治打落筋骨折伤，瘀血结痛。

顽荆叶无则荆芥代之　蔓荆子　白芷　细辛　防风　川芎　桂皮　丁香皮　羌活各一两

上为粗末，每两入盐一匙，连须葱白五根，浆水五升，煎七沸，淋洗痛处，冷则易《丹心》。

---

① 土狗：蝼蛄的别名。

② 接：原作"节"，据文义改。

单方凡十四种

赤铜屑、自然铜、旋卜根、蛴螬前有

合欢皮　主骨折，专能接骨。取皮炒黑色四钱，芥子炒一两。上末，酒调二钱服，以滓罨伤处。

生地黄　主属骨。若伤损骨碎，生地黄烂捣，蒸热裹伤处，日再易。

续断　治扑损瘀血，能续筋骨。煮汁内服，外捣付之。

白蜡　属金，禀受收敛坚强之气，外科之要药，生肌止血定痛，接骨续筋补虚。与合欢皮同用，极神效。

蟹脚中髓及脑、并壳中黄　并能续断折筋骨，取碎之，微熬，纳疮中，筋节连。筋骨折伤，生抟①、炒罨良。

人中白　治闪挫跌扑，伤骨极重。人中白，煅为末，温酒调五分服。

牡鼠　疗折伤筋骨。生捣付伤处，三日一易新。能续筋骨。

生栗　主筋骨折碎，血瘀肿痛。细嚼生栗，涂付之。栗楔②尤好，三个共一箪居中者。

莴苣子　主打落折伤。取子微炒，为末，酒服二三钱。能接续筋骨，名接骨散。

---

① 　抟（tuán 团）：揉。
② 　栗楔（xiē 歇）：指栗壳里呈扁形的栗子。《本草纲目·果一·栗》："栗楔，一球三颗，其中扁者栗楔也。"

乌雄鸡　主踒折骨伤、骨痛。取血和酒服，仍破腹罨伤处，妙。又，取骨末一钱，自然铜末四钱，和匀，温酒调下二钱。

疗伤断耳鼻舌方

治擦落耳鼻，用油发灰末，乘急以落耳鼻蘸发灰缀定，以软帛缚定。有人为驴所咬下鼻，一僧用此缀之，神效。

自行颠仆，穿断舌心，血出不止，取米醋，以鸡翎刷所断处，其血即止。仍用蒲黄、杏仁、硼砂少许，为末，蜜调噙化而愈。

接指方

苏木为末，敷断处指间，接定后用蚕茧包缚完固，数日如故。

一人落马，被所佩锁匙伤破阴囊，二丸脱落悬挂未断，痛苦无任①，诸药不效。予教人漫漫②托上，多取壁钱敷贴伤处，日渐就③，其囊如故。

杖伤

凡杖毕，即用童便、好酒各一钟，合而温服，免血攻心甚妙。实者，鸡鸣散见上下之；虚者，当归须散方见上加柴

---

① 无任：不胜。
② 漫漫：即慢慢。
③ 就：靠近、归于。指脱落睾丸回归原位。

胡、羌活，仍用葱白，捣烂炒热，搭杖处，冷则易，止痛散瘀如神。又，片豆腐，盐水煮热，铺杖处，其气如蒸，其腐即紫，复换贴，以色淡为度；溃烂者亦宜。痛甚者，内服乳香定痛散方见上，随以热酒尽量而饮；外贴黄蜡膏方见①。诸疮有血瘀壅肿，先刺出恶血，然后贴膏药。

杖疮，只是血热作痛，用凉血去瘀血为先，须服鸡鸣散之类，外贴以五黄散，或大黄、黄柏为末，生地黄汁调付之。又，野苎根嫩者，洗净，同盐捣付，神妙。又，凤仙花科②连根叶，捣烂贴患处，干则易，一夜血散即愈。又，绿豆粉，微炒，鸡子清调付之。

杖疮，宜服乳香散、化瘀散、补气生血汤、乌龙解毒散诸方。大概通滞血，皆以酒化服。盖血滞则气壅瘀，气壅瘀则经络满急，故肿且痛。凡打扑著肌肉，须肿痛者，以经络伤，气血不行，故如是。

凡杖疮，忽干黑陷，毒气攻心，恍惚烦闷，呕吐者，死。

五黄散　治杖疮止痛。

黄丹　黄连　黄芩　黄柏　大黄　乳香各等分

上为末，新水调成膏，以绯绢摊，贴伤处，日三易。

乳香散　治杖疮肿痛。

自然铜火煅，醋淬七次　当归各五钱　茴香四钱　乳香没药各三钱

---

① 方见：此后缺一"上"或"下"字。
② 科：同"棵"，此指全草。

每三钱，温酒调下。

化瘀散　治杖打重，血上攻心，烦闷。

苏木　当归尾各三钱　大黄　红花各二钱

上为末，每三钱，温酒、童便调和服。

补气生血汤　治杖疮溃烂，久不愈。

人参　白术　白茯苓　白芍药　当归　陈皮　香附子
贝母　桔梗　熟地黄　甘草各一钱

上锉，作一贴。酒水相半煎服。

乌龙解毒散　治人受杖责后，疔甲烂肉，疼痛难忍，
不能起动，服此痛止，便能动①，其效如神。

木耳四两

入砂锅内炒焦存性，为末。上每服五钱，热酒一碗调
服。服后少顷，其药力行至杖疮上，从肉里透如针刺痒
甚，不时流血水，即以药水洗净，贴膏药。

去疔甲，取鸡子清，入麝香少许，以银簪打成稀水，
用簪尖轻轻点上，不多时，其疔甲化烂，取去，一日一
换。贴膏药，化尽死肉，数日如故矣。

打著不痛方

未打之前，先取白蜡一两，细切入碗内，滚酒泡服，
则虽打著不痛。名寄杖散。

---

① 动：此下原有"服此痛止"四字，系衍文，今删。

单方凡五种

罗卜①根　治杖疮，皮不破而内损者。罗卜根，捣烂罨伤处良。

马粪　治杖疮入风疼痛。驴马湿粪，替换热熨，日五十遍，极效。

没药　主杖疮，肿痛不可忍。细研取一钱，热酒调服，妙。

鼠尾　治打伤疮。生鼠一枚，和肠肚锉，油半斤，煎令焦黑收之。以鸡羽蘸付疮上，妙。

饴糖　治打损瘀血。饴糖熬，和酒服，能下恶血。

人咬伤

人咬伤成疮，龟板或鳖甲烧灰，油调付。

诸兽伤

凡人被虎咬，先饮清油一碗。又，白矾为末，纳伤处。又，砂糖，水调服一二碗，并涂伤处。虎伤人疮，取青布紧捲，烧一头纳竹筒中，向疮口，令烟熏之，佳。虎伤人，但饮酒，常令大醉，当吐毛出，良。虎犬咬人，杵薤取汁饮一升，日三，滓付伤处。虎伤人，生鸡肉食之。又，生葛汁饮之；又，洗疮。又，妇人月经赤衣，烧为灰，和酒服。又，干姜末纳疮，妙。

---

① 罗卜：即萝卜。

熊伤 熊伤人，烧青布取烟，熏疮口，令毒出。又，煮葛根取浓汁，以洗疮十度；并捣葛根为末，调葛根汁服，日五。熊伤人，蒴藋①锉，水渍取汁饮；滓付疮上。熊虎伤，煮生铁令有味，洗之。熊虎爪甲伤，嚼生栗付之。

马驴骡咬踢伤 马咬踢伤，益母草，捣烂和醋炒付。又，马鞭草梢，烧灰涂之。独颗栗子烧灰，贴之妙《得效》。又，鼠屎十四枚，故马鞭草梢五寸，同烧灰，猪脂调付。又，用艾灸伤处，取人屎或马屎，烧灰为末，付之。嚼生栗付之。又，取鸡观②热血，涂疮中，或浸之。驴或马咬人，或骨刺伤，取其尿洗疮，以粪涂之。又，饮粪汁，佳。

牛伤 牛触，肠出不损者，急送入，以桑白皮尖或生白麻为线，缝合肚皮；缝上糁血竭末或百草霜末，血止立活。勿封罨，恐内作脓。胁破肠出臭秽，急以香油摸③肠，用手送入。煎人参、地骨皮汤淋之，皮自合；吃羊肉羹，十日愈。

犬伤 凡春夏初交，犬多发狂。但见其尾直下不卷，口中流涎，舌黑者，即是狂犬。若被其伤，乃九死一生之患。急用针刺去血，以人小便洗净；用胡桃壳半边，以人

---

① 蒴藋（shuòzhuó 硕茁）：为忍冬科植物蒴藋的全草或根。
② 观：应为"冠"，同音借字。
③ 摸：义同"抹"。

粪填满，掩其疮上，著艾灸之，壳焦粪干则易之，灸至百壮；次日又灸百壮，灸至三五百壮为佳。

风①狗咬伤，即先口嚼浆水洗净，或以热人屎淋咬处，嚼生姜擦之；又用葱白嚼烂涂之；又杏仁嚼烂敷之，以帛系定。或同马蔺②根研细，葱汤洗后涂之，尤妙。

于患人顶心中，有一红发，即当拔去，后服药快效《十三方》③。

一方：斑猫④二十一个，去头翅足，以糯米一勺，先将猫七个同炒，不令米赤，去猫；再入七个同炒，猫色变，去之；又入七个，同炒，米出青烟，去猫。取米研为粉，冷水入清油少许，空心调服一勺，匀三次服，少顷又进一服，以小便利下恶物为度；否则再用一服。利后腹痛，急以冷水调青靛服，或服黄连汤，以解其毒，否则有伤，不可便食热物。

犬咬毒，防再发　疯狗咬，急用斑猫七个，去头翅足，为末，温酒调服，其毒必从小便中出，可将尿缸盛清水，令患人尿其中，停半日，见浊气凝结如狗形，则毒已出。如不见狗形，须服七次方可，无狗形，乃不在⑤发，

---

①　风：通"疯"。

②　马蔺：鸢尾科鸢尾属多年生草本宿根植物。全株入药，根可清热解毒，治喉痹、痈疽、风湿痹痛。

③　十三方：为一部外科著作，同时也是丹道医学的一部重要著作。"外科十三方"约起自明代，多为铃医不传之秘，世人难以窥其全貌。

④　斑猫：即"斑蝥"。

⑤　在：同"再"。

极效。若小便涩，益元散见暑门水调服最妙《十三方》。狂犬咬，先口噙浆水洗净，用玉真散方见风方干贴之，更不再发，神效。又，仍杀所咬犬，取脑付伤处，后不复发。

猘犬①伤，或经久复发，无药可疗，雄黄明者五钱，麝香五分。上为末，酒调二钱，服之后必使得睡，切勿惊动，任其自醒，须利下恶物乃效。

狂犬伤，出毒法　宜用扶危散。

防风五钱　大黄　黑丑头末各三钱　斑猫一钱　麝香三分　雄黄二钱五分

上为末，每二钱，滚水调服，恶物从小便而出。

狂犬伤，蚯蚓粪封之，出犬毛，神效。

又，生麻油，研豆豉为膏，丸如弹子大，常常揩拭所咬处，却掐开看豉丸内，若有狗毛茸茸然，此毒气已出；揩至无茸毛，方乃痊可《十三方》。

扶危散　治疯狗咬。

斑猫七日内用七个，七日外每日加一个，十日十个，百日百个，去翅足，糯米同炒　滑石一两　雄黄一钱　麝香一字。按：二分半也

上为末，温酒调服；不饮酒者，米饮下。毒随大小便出，即愈。

狂犬毒入心　狂犬咬，众治不差，毒攻心头，烦乱，

---

①　猘（zhì 智）犬：疯狗。

唤已作犬声，天灵盖烧灰为末，水服一钱，以活止。犬咬人，久不差，口吐白沫者，为犬毒入心，叫唤似犬声，天灵盖烧灰，东流水调服一钱。狂犬咬人，发狂如犬叫，蛤蟆，脍①食之。又，虎头骨、虎牙、虎胫骨为末，酒调二钱，服之。

禁忌法 被狂犬咬人，终身禁食犬肉及蚕蛹；此毒再发，则不可救。三年之内，亦忌食一切毒物，及房事。常食杏仁，以防其毒《十三方》。犬咬伤人，忌饮酒。

单方凡六种

白矾 猘犬咬，白矾末纳疮中，止痛，速愈。

葛根 狂犬咬，葛根捣取汁服之、洗之；滓付伤处。

杏仁 杀狗毒。作粥常食之。又，捣烂贴伤处，最佳。

野菊 主疯狗咬。研细，酒调服，尽醉止，效。

萆麻②子 主犬咬伤。取五十粒，去壳研为膏，付之。

蟾蜍 即蛤蟆也。主狂犬咬，发狂欲死。作脍食之，勿令知。又，取两后腿，捣烂，酒调服之佳。

针灸法 狂犬咬人，当先针刺去恶血，仍灸疮中十壮，自后日灸一壮，至百日乃止。忌饮酒。

猫伤 人为猫所伤，取薄荷叶，细捣付之。又，虎

---

① 脍（kuài 快）：把鱼、肉切成薄片。
② 萆麻：即蓖麻。

骨、虎毛，烧为末，涂之。

鼠咬伤 取猫毛烧灰，又麝香少许，津调敷付。又，麝香涂之，差。

诸虫伤

蛇咬伤 中蛇毒，昏困。五灵脂五钱，雄黄二钱半，为末，酒调二钱灌之；以滓付患处，即苏。又，五灵脂、雄黄、贝母、白芷等分，为末，热酒调二钱服。

治蛇毒，无如雄黄。若被诸蛇咬，取雄黄细末，贴疮口立效。又，莴苣取汁，和雄黄作饼子，候干为末，贴疮口，毒水流出，肿痛即消。卒①被蛇伤，白矾火上溶汁，滴咬处，立差；无白矾，则速作艾炷，灸五壮。

毒蛇螫②欲死，雄黄、干姜等分。为末，付伤处。

中蛇毒，眼黑口噤欲死，苍耳嫩叶一握，捣取汁，温酒和灌之；滓付疮上。又，细辛、白芷各五钱，雄黄二钱，麝香少许，为末，每二钱，温酒调服。又，贝母为末，酒调，令病人尽量饮之，少顷酒自伤处为水流出；却以滓付患处，即苏。又，白矾、甘草等分，为末，每二钱，冷水调下。

毒蛇螫，急以热人尿洗出血，次取口中唾涂之。又，以牙垽③封伤处。

---

① 卒（cù 醋）：突然。
② 螫（shì 试）：毒虫或毒蛇咬刺。
③ 垽（yìn 印）：沉淀物。此处指牙垢。

被蛇咬人，忌食酸物、梅子，犯之必大痛。蜈蚣制蛇毒，为末付。

辟蛇法，羚羊角烧之，蛇即远去。又，小袋盛雄黄带之，蛇远避。又，养鹅辟蛇。

蝎螫伤 蝎有雌雄，雄螫痛在一处，井泥付之；雌者痛牵诸处，取瓦屋沟下泥付之。无雨时，新水从屋上淋下，取泥用。

蝎螫，痛不可忍，冷水渍之，即不痛；水微暖复痛，即易新水。

蝎螫伤，痛不可忍，生半夏一字即二分半，雄黄一字，巴豆一个。上同研，敷之。又，白矾、半夏为末，醋调贴之，痛止毒出。又，驴耳垢，或猫屎涂之。蜘蛛取汁付之。又，地上磨生姜涂之。又，薄荷细嚼敷之。又，白矾熔汁，滴伤处。

蜈蚣咬伤 凡蜈蚣咬人伤痛，取蜘蛛，安咬处，当自吸毒；如死，而痛未止，更易生者。如蜘蛛死，即投水中救活。蛇含草挼付之。又，蜗牛取汁，滴入咬处。又，乌鸡血及屎涂之。人头垢涂之，不痛不痒。

蜘蛛咬伤 凡蜘蛛咬人，腹大如孕，一身如丝，羊乳饮之，数日而平。蜘蛛咬，遍身成疮，取好酒饮，令大醉，须于①虫于肉中小如米自出。蜘蛛咬人，疮中出丝，

---

① 须于：即须臾。

屡有死者，惟食羊乳，可制其毒。

蚯蚓伤　有人中此毒，腹大，夜闻蚯蚓鸣于身，有人教盐水浸之而愈。蚯蚓咬，其形如大风①，眉须皆落，以石灰水浸身愈。蚯蚓咬疮，鸡屎付之。蛐蟮②咬，鸭屎付之。

蠼螋伤　此虫又名八角虫，隐于壁间，以尿射人，遍身生疮，如汤火伤。乌鸡翎烧灰，鸡子清调涂之。蠼螋尿疮，如热痱③而大，绕腰匝④不可疗。虫如小蜈蚣，色青黑、长足，取扁豆叶挼付即愈。

蜂叮伤　蜂螫人，嚼青蒿付之。又，薄荷挼贴之。蜂房为末，猪脂和付。人头垢及盐擦之。又，酱涂。

蚕咬伤　屋上烂茅，合酱汁研敷。麝香，蜜调涂之。苎汁饮之，又，涂之苎近蚕种，则蚕不生。

蜗牛伤　凡人为蜗牛所咬，毒遍身者，蓼子汁浸之，即差。

蝼蛄伤　凡蝼蛄咬人，石灰醋和涂之。槲叶烧灰，以泔水和浸洗，以滓敷之。

壁镜伤　被壁镜咬，毒人⑤必死。桑灰淋浓汁，调白矾末涂之。又，醋磨雄黄涂之。

---

① 大风：即麻风病。

② 蛐蟮：即蚯蚓。

③ 痱（fèi 沸）：同"痱"。

④ 匝（zā 咂）：环绕一周。

⑤ 人：疑当为"入"字。

夏月诸疮伤辟蝇蛆法 夏月诸般伤损、溃烂，蛆虫极盛，臭不可近，用蛇退①烧存性一两，蝉壳、青黛各五钱，细辛二钱五分。上为末，每三钱，黄酒调下，日一服。名蝉花散。又，寒水石，治夏月诸疮，臭烂用此《良方》。

杂色虫伤 夏月有杂色毛虫极毒，触人生疮，痒痛，骨肉皆烂。豉一椀，清油半盏同捣，厚敷伤处，经一宿，取见豉中有虫毛，埋土中弃之。白芷汤洗后，乌贼鱼骨末付之，即愈。又，伏龙肝，醋和作团，于伤处搓转，其毛皆出在土上，痛立止，神效。又，蒲公英根茎白汁付之。毒蛇尿草木著人，以刺劄②便肿痛、肉烂；若著手足，指节堕落，研砒霜和胶清涂之。蛇骨刺人，毒肿痛，烧死鼠为末敷之。诸虫毒伤，青黛、雄黄，等分为末，新汲水调下二钱；又外涂之。人被天蛇毒，似癞而非癞。天蛇，即草间黄花蜘蛛也。人被其蛰，因为露水所濡，乃成此疾，遂煮秦皮汁一斗饮之。诸毒虫，大纸捻③蘸香油，烧火吹灭，以烟熏之，即愈。五毒虫毛螫，赤痛不止，马齿苋挼付之。蛇蝎蜘蛛咬，生鸡卵轻敲一小孔，合咬处，立差。诸虫咬，麝香涂之。又，小蓟或兰叶捣汁饮，又付之。

签刺伤

凡竹木刺入肉不出，瞿麦浓煎，取汁饮，日三次。

---

① 蛇退：即蛇蜕。
② 劄（zhā 扎）：同"扎"。
③ 捻：搓成的条状物。

又，鹿角烧为末，水和涂，立出。又，干羊屎烧灰，和猪脂涂之，不觉自出。又，人头垢涂之，既出。又，乌雄鸡，生捣罨之，亦出。又，白梅肉，嚼封之，刺即出。又，栗楔生嚼罨之，亦出。又，蝼蛄，研敷之妙。又，蠮螉①生研罨之，亦妙。又，蛴螬碎付之，刺即出。又，牛膝根，捣烂涂之，亦出。又，鱼鳔取付疮上，四边肉烂刺即出。鱼骨在肉中不出，嚼吴茱萸封之，骨当烂出。又，取海獭皮煮汁服。又，鱼狗鸟②烧为末，和饮顿服。又，象牙末，厚涂，自软出。铁棘、竹木刺入肉不出，鼠脑厚涂之，即出。

灸法　凡蛇蛆③、蜈蚣、毒虫咬伤，于伤处灸五壮或七壮即愈。被恶蛇螫，即贴蛇皮于螫处，艾火灸其上。

救诸中毒方

抑论中毒之症，辨其自戕，被害何物之中，审其远近，久则不救。又，手足面青，过时者，亦不救。治法上宜吐之，急以香油多灌—作桐油，鹅翎探吐之。下以解毒丸、靛浆利之；紧急只以芒硝煎甘草汤，调服利之，亦可。缘人遇事急，智尽术穷，或为人所陷，始自服毒，宜急救之。大法甘草、绿豆，能解百毒。又法：不问何毒，多灌香油，吐利即安矣。

---

① 蠮螉（yēwēng 椰翁）：一种腰细长的蜂，俗称"细腰蜂"。
② 鱼狗鸟：鸟类的一属。嘴长而尖，捕食鱼虾。
③ 胆（jǔ沮）：同"胆（蛆）"。

解毒丸　治饮食中毒，并百物毒，救人于必死。

板蓝根四两　贯众去毛　青黛　粉甘草各一两

上为丸，蜜丸梧子大，以青黛别为衣。稍觉精神恍惚，是中诸毒，急取十五丸，烂嚼，新水送下。解毒神效。

砒霜毒　人中砒霜毒，其症烦躁如狂，心腹搅痛，头旋欲吐，面口青黑，四肢逆冷，须臾不救。此毒于肉饭中得之，则易治；于酒中得之，则其毒散归百脉，故难治。在膈上，则瓜蒂散吐之方见吐门；在腹中，则万病解毒丸下之。急取黑铅四两，磨水一碗，灌服既①解；如无黑铅，急取青兰汁一碗灌服即解。或香油一二升灌服。又，取地浆②三碗，和铅粉频灌服；旋刺猪狗羊鸡鸭，热血饮之。又，人粪汁灌之。又，白扁豆、青黛、甘草各一钱，巴豆去壳一个一云半个，为末，砂糖大一块，水化调一盏，饮之，毒随利下。又，腊月猪胆，水和服之，立解。又，稻秆灰，和水淋取汁，冷服一碗，毒随利下。又，冷水研绿豆取汁，饮而解之。又，蓝根、砂糖擂烂，和水服。

菌蕈毒　山中有毒菌，人煮食，无不死。地生者为菌，木生者为檽③，江东人呼为蕈。夜中光者、煮不熟者、煮讫照人无影者、头烂无虫者，皆有毒，不可食。冬春则

---

①　既：通"即"。

②　地浆：掘地达到黄土层，约三尺深，用新汲水灌入，搅浊，等水沉清后即得。

③　檽（ruǎn 软）：木耳。

无毒，秋夏有毒者，因蛇虫毒气熏蒸所致也。人中其毒，地浆饮之。又，人粪汁饮。又，马蔺根叶捣取汁服之。又，人头垢和水服，以吐为度。又，六畜及鹅鸭之属，刺取热血饮之。又，油煎甘草冷饮。只多饮香油亦好。中蕈毒，吐下不止，细茶芽即雀舌茶为末，新汲水调服，神效。又，荷叶捣烂，和水服。鲞鱼①头煮汁饮，即愈。

枫树菌，食之令人笑不止而死。饮地浆最妙，人粪汁次之，余药不能救。

河㹠②毒　诸鱼中河㹠最毒，其卵尤毒，人中其毒必死。急取芦苇根，捣汁饮之；或人粪汁、或香油多灌，吐出即愈。又，白矾末，白汤调下。又，白扁豆末，和水服。又，羊蹄叶，捣取汁饮之。

川椒毒　人误食椒，戟③人咽喉，气闭欲绝，吃大枣三枚解之。川椒闭口者，有毒，人误吞之，使气欲绝，或下白沫，身体冷痹，宜急治之，饮井水一二升，便差。又，桂皮煎汤饮之。又，浓煎黑豆汁，饮之。又，人尿饮之。

杏仁毒　杏子双仁者，有毒，人误食必死。若中其毒，兰叶汁饮之。又，兰实，水研取汁饮之。又，地浆饮二三碗。又，香油多灌之妙。

---

① 鲞（xiǎng 享）鱼：干鱼，腌鱼。
② 㹠（tún 屯）：同"豚"。
③ 戟：刺伤。

苦练①毒　服苦练根，泻不止，饮冷粥止之。

藜芦毒　人中此毒，令吐逆不止，葱白煎汤饮之。又，雄黄末和水服。又，香油灌之。又，温汤②饮之。

巴豆毒　人中毒，则令吐逆不止，葱白煎汤饮之。大泻或吐，烦渴发热，急用黄连、黄柏，煎汤冷服。又，黑豆，煮取③汁饮之。又，寒水石磨水服之。又，菖蒲、或葛根，捣取汁饮之，更以冷水浸手足。忌食热物。又，兰根、砂糖，擂烂，和水服。

草乌、川乌、天雄、附子毒　人中川乌、天雄、附子毒，则心烦躁闷，甚则头岑岑④然，遍身皆黑，必死。煎绿豆、黑豆汁，冷服之。又，甘草、黑豆，浓煎饮汁。又，防风、甘草，煎汤冷饮之。又，甘草煎汤，冷饮之。又，甘草、黑豆，浓煎服，入口即定。又，枣肉、饴糖，服之并解。又，干姜煮汁，冷饮之。又，多饮井水，大吐泻即愈。中草乌毒，则令人麻痹晕闷，甘豆汤饮之。又，生姜汁饮之。又，黄连汤饮之《本草》⑤。

矾石毒　黑豆煎汁饮之。

金银铜锡铁毒　人服金银中毒，服水银即出，盖水银能解金银铜铁锡毒也。取鸭血饮之。又，白鸭屎，淋取汁

---

① 苦练：即苦楝。
② 温汤：即温开水。
③ 取：原作"去"字，同音借字，误，改为"取"。
④ 岑岑（cén涔）：胀痛貌。
⑤ 本草：即《本草纲目》。

饮之。又，生鸡卵吞之。又，黑豆汁、或兰叶汁、水芹汁饮之。又，人参汁饮之。铁毒，煮磁石饮之。锡、胡粉①毒，取杏仁研汁服之。

金石药毒，取黑铅一斤，锅内熔成汁，投酒一升，如此十数遍，候酒至半升，去铅，顿服之。

斑猫、芫青毒　中此毒，令人吐逆不止，急用绿豆，或黑豆，或糯米，和水研，取汁服之。又，兰汁饮之。又，猪肪②服之。又，泽兰叶挼取汁饮。

砒砂毒　生绿豆，水研，取汁一二升饮之。

雄黄毒　用防己煎取汁饮之。

硫黄毒　令人心闷，取猪羊热血饮之。又，宿冷猪肉，及鸭肉羹，冷食之。又，黑锡煎汁饮之。生羊血饮之。

水银毒　肥猪肉煮，冷食之。又，用猪脂服之。

大戟毒　中此毒，令人冷泄不禁，煎荠苨汁饮之。又，菖蒲捣取汁饮之。杏仁研，水和取汁服之。又，兰叶汁饮之。又，白敛为末，和水服。又，占斯③取汁饮。

狼毒毒　杏仁研，水和取汁服之。又，兰叶汁④饮之。又，白敛为末，和水服之。又，占斯取汁饮。

---

① 胡粉：即铅粉。

② 猪肪：即猪油。

③ 占斯：为古代重要的疮科用药之一，始载于《名医别录》，但到了梁代就已失传，后人不知为何物，有医家考证认为即骨碎补。

④ 叶汁：误倒，据文理乙正。

踯躅①毒 栀子煎取汁饮之。又，甘豆汤，煎水服。

甘遂毒 黑豆煎汁饮之。

半夏毒 生姜汁饮之。又，干姜煮汁服。

芫花毒 桂皮煮汁饮。又，甘草、防风，煎汁服。

莨菪毒 人中此毒则冲心，大烦闷，眼生火星，狂乱奔走，见鬼拾针②。水研绿豆汁饮之。甘草、荠苨，煎汁饮之。又，犀角磨水服之。又，蟹汁服之。又，甘豆汤，浓煎服之。

苦瓠毒 食苦瓠吐利不止，饮黍穰③灰汁解之。

石药毒 人服诸石药中毒，人参煮汁服。又，雁肪服之。又，白鸭屎为末，和水服之。

艾毒 艾叶久服亦有毒，发则热气冲上，狂躁不能禁止，攻④服有疮出血者，甘豆汤，冷服之。兰叶汁、绿豆汁饮之。

海菜毒 凡海中菜，多食损人，令腹痛发气，吐白沫，饮热醋即安。凡海菜伤，皆同此法。

马毒 开剥死牛马中毒，遍身生紫疮，俱溃叫痛，急服紫金锭，吐泻即愈。

凡人体有疮，马汗、马气、马毛，并能为害。马汗入人疮，毒气攻作，心闷欲绝，烧粟秆灰，浓淋作汁，热煮

---

① 踯躅（zhízhú 执竹）：即羊踯躅。又名闹羊花。
② 见鬼拾针：指产生幻视。
③ 穰（ráng 襄）：同"穰"。泛指黍稷稻麦等植物的秆茎。
④ 攻：当作"久"。

蘸疮于灰汁中，须臾白沫出尽，即差。白沫是毒气也。

凡生马血入人肉中，三两日便肿，连心则死。有人剥马，被骨伤手指，血入肉中，一夜即死。

马汗入肉，毒气引入如红线，先以针刺疮口出血，乌梅和核烂研，醋调涂之。又，马齿苋，取汁饮之。

马汗及毛入疮肿痛，以冷水浸疮，数易；饮好酒立愈。

驴涎、马汗入疮肿痛，生乌头，付疮上，良久黄水出，立安。又，白矾、枯黄丹炒等分，调贴疮上。

马毒疮，妇人月经血涂之。又，生栗及马齿苋捣敷之，神效

诸兽肉毒 解六畜毒，犀角浓磨汁一碗，服之。食马兽六畜肉中毒，水浸豆豉，绞取汁数升，服之。食自死六畜中毒，黄柏二三钱，水调服，不解再服。食自死鸟兽肝中毒，取人头垢一钱，热汤化服。食诸肉中毒，或吐下血，胡荽子一升，煮取汁，停冷，每服半升，日二。又，胡葱一升，煮取汁，冷服半升。又，生韭汁饮之。又，烧诸骨末，和水服。又，犬屎烧灰，和酒服。

凡内盛密器盖之隔宿者，名为郁肉。又，茅屋漏水沾湿脯，名为漏脯，皆有毒害人。黑豆浓煎汁，饮数升。又，烧犬屎末，和酒服。又，捣韭取汁，服一二升。又，多饮人乳汁。又，烧人屎，和酒服。

食牛、马肉及肝中毒，先锉头发、令寸长，拌好上作

塘泥二升，合和饮之。须臾发皆贯，所食肝出即愈。又，人乳汁饮一二升，亦立愈。

食马肉中毒欲死，香豉二两，杏仁三两，和蒸一炊久，熟杵，服，日二次。又，芦根煮取汁，饮一二升。又，多饮清酒即解，浊酒即加。

食马肝中毒，人头垢和水服。又，雄鼠屎三七枚，研，和水服。

食狗肉不消，心下坚胀，口干发热，妄语。煮芦根取汁饮之。又，杏仁一升，去皮研，水三升，煎去滓，分三服，利下血片为效。

食牛、羊肉中毒，煮甘草汁，服一二升。又，食生肉中毒，地浆饮之《本草》法。

犀角　多服则令人烦，麝香一字，调水饮之。

诸禽肉毒　食鹅、鸭肉中毒，糯米泔或温酒饮之。又，秫米水研取汁，饮一盏。食雉肉中毒、吐下，犀角末，和水服一钱；或以水浓磨取汁饮。食中毒箭死鸟兽肉及野鸟肉中毒，狸骨烧灰，和水服。又，黑豆汁、兰汁饮之。

诸鱼毒及蟹毒　食鱼中毒，饮冬瓜汁最验。又，海獭皮，煮汁饮之。又，浓煎①橘皮汁饮之。又，鲛鱼皮烧灰，和水服之。

---

① 煎：原作"汁"，据文义改。

食蟹中毒，生藕汁、冬瓜汁、煮蒜汁饮之，并佳。又，紫苏叶，煮汁饮之；子汁饮之亦良。又，黑豆汁、豉汁并解之。

食鲈鱼、鮠鮧①鱼中毒，芦根煮汁，饮一二升；生汁亦可。

食鳝中毒，食蟹解之。食鳝、鳖中毒，豉一合，投新汲水半碗，取浓汁顿服，即愈。

多食生脍②不消，胸膈不快，瓜蒂散方见吐门吐之。若日久成癥病，大黄、朴硝、陈皮各三钱，水煮顿服下之。又方：取水中石子数十枚，烧赤投五升水中七次，即热饮之三五度，当利出瘕。

凡食鱼肉过度，还饮肉汁即消。食脑立消。万物脑，能消毒。所以食脍，食鱼头羹也。食脍不消，饮姜汁即消。食鱼肉不消成癥结，狗粪烧存性，为末，和酒服二钱，日三，癥结即出。

苽③果毒 食果中毒，猪骨烧灰，和水服。又，桂皮浓煎取汁饮之。又，服瓜蒂散，吐之即愈。

食杂苽果子过多，腹胀气急，桂心为末，饭丸绿豆大，以水吞下十丸，未愈再服。又，桂心末五钱，麝香一钱，饭丸绿豆大，白汤下十五丸，即效。名曰桂香丸。

---

① 鮠鮧（hóuyí 猴宜）：河豚的别称。

② 脍（kuài 快）：细切的鱼、肉。

③ 苽（gū 估）："蓏（luǒ 裸）"的讹字。当作"蓏"。特指蔓生植物葫芦科的果实，通称"瓜"。

食银杏中毒，香油多饮，吐之。又，地浆、兰汁、甘草汁饮之。

治苴毒，石首鱼炙食，或煮汁服，自消《本草》。

食桃得病，取桃枭①，烧为末，和水服之，即愈。

菜蔬毒　食诸菜中毒，发狂烦闷，或吐下，葛根浓煎汁服，生汁尤佳。又，乌鸡屎烧为末，和水服。又，香油多饮之。又，甘草汤饮之。又，人乳汁，或小儿尿，服二升即愈。

菜蔬鱼肉毒　苦参锉三两，苦酒一升，煎服，吐出即愈。

烧酒毒　过饮烧酒中毒，则面青口青，昏迷不省，甚则腐肠穿胁，遍生②青黑，或吐下血，死在须臾。初觉便脱衣，推身滚转之无数，吐之即苏。又，以温汤裸体浸灌，常令温暖，若灌冷水即死。又，取生苴及蔓捣取汁，斡③开口灌之不住；又碎冰频纳口中及肛门。又，葛根捣取汁，灌口中，渐醒而愈。

豆腐毒　过食豆腐，腹胀气塞欲死，新汲水多饮即安，若饮酒即死。中腐毒，令人生疮、噫气，遗精白浊，萝卜煎汤饮之。又，杏仁水研取汁饮之。

面毒　人食热面多，中毒，萝卜捣取汁饮之；无生

---

①　桃枭：经冬不落的干桃子。
②　生："生"字误，应改为"身"。
③　斡（wò握）：撬挖。

者，则取子，水研取汁饮之。又，地骨皮，煮取汁饮之。又，赤小豆末，和水服，自愈。

服药过剂或中毒 烦闷欲死，犀角以水浓磨取汁服。又，葛根捣取汁饮之；或水剂取汁服之。又，青兰汁饮之。又，生鸡卵，取黄吞之。又，地浆饮之。又，胡粉，水和服之。又，粳米粉，和水服。又，豉汁饮之。

通治百物毒 人中诸物毒，服万病解毒丹最妙。又，细茶、白矾每取三钱，末，新水调服即效。名矾茶散。又，五倍子为末，好酒调下三钱，在上即吐，在下即泻。又，大甘草为极细末，微炒，量病人酒量多少，好酒调服；须臾大吐泻，虽渴不可饮水，饮水则难救。蜡雪水解一切毒，取饮之。又，甘草、荠苨煎汤服之，入口便活。

解诸药毒，杀诸虫毒 青黛、雄黄等分，为末，新水调下一钱。又，蚕退纸烧灰，新水调下一钱，神效。又，白扁豆研末，新水调下二三钱，得利即安。又，犀角，以水浓磨取汁服，能解百毒。又葛根汁，又兰叶汁，又人粪汁，又地浆饮之。又，黑豆汁饮之。又，白狗屎绞汁服，或烧灰和水服《本草》法。

甘豆汤为解毒第一《本草》。

甘豆汤 甘草、黑豆皆能解百药、百物毒，各取五钱作一贴，水煎取汁，温冷任意服之，神效。或加竹叶，或加荠苨，尤效。

水毒 江南溪涧中，有虫名为短狐，亦名射工，一名蜮。其虫无目，利耳能听，在水中闻人声，辄以口中毒射人，故谓之射工；又含沙射人之影，故谓之射工。人中其毒，寒热闷乱，头目俱痛，亦如中尸，卒不能语。又有水毒虫，一名溪温，其病与射工相似，但有疮为射工，无疮为溪温。

又有沙虱，乃毒蛇鳞中虫也。夏月蛇为虱所苦，倒身江滩，刷其虱，虱入沙中。行人中其毒，疮如针孔，粟粒四面有五色纹。须剜去小肉，即愈；不然，三两日死。

射工、溪温皆能杀人，治法取汤数斛，以蒜五升，投汤中，温浴之，身体发赤癍者，水毒。又，消水饮子①，并主之。

消水毒饮子

吴茱萸半升　生姜　犀角　升麻　陈皮各一两　乌梅七个

上锉，水七碗，煎至二碗，分二次服。

附　验

止血补伤丹　凡遇金刃刀伤、木石跌打坠压、牛马蹄踏，虽筋断骨折，胃肠已出者，依法敷治，皆能立效。

白附子十二两　白芷一两　天麻一两　防风一两　羌活一两　生南星一两

共研极细末，就破处敷上。伤重者，黄酒浸，冲服数

---

① 消水饮子：当指下附方"消水毒饮子"。"子"原误作"之"，改。

钱，多饮易麻，少刻即愈，亦无害也。青肿者，水调敷之立愈。价廉物美，须预为配合，如互相斗殴者，可全双命。共研细末，砑①屏口勿使泄气。

黄病方

苍术一两　粉甘草一两　陈皮一两　槟榔②一两　厚朴一两　青皮一两　砂仁五两　针砂③五钱　草果五两，煨　皂角一两　红枣四两

共研细末，为丸，每服三钱，陈酒焞④暖服下。

出痘经验简易良方

金银花一钱　红花一钱　桃仁一钱　生地二钱　荆芥穗一钱　赤芍二钱　当归二钱　甘草五分

上药八味秤足，用水两茶杯，煎至一酒杯，再用小儿本人落下脐带约二三寸，炭火焙干，忌用煤火，研末入药。尽日内陆续与小儿服完，头一日服药，次日出痘，三日收功，亦不灌脓，亦不结痂。须在小儿初生十八日内服之有效。过此期限外不验矣。

此药服下，次日出痘，周身行色红活，与天花无异，三日尽退。小儿乳食如常，以后即天花盛行，亦不传染。此方一引必发，发无不透，且所发必轻，不致有遗毒复发

① 砑（píng 瓶）：同"瓶"。《敦煌变文集·难陀出家缘起》："有四个水砑与填满，更有院中田地，并须扫却。"

② 槟（bīn 槟）榔：即槟榔。

③ 针砂：为制钢针时磨下的细屑。

④ 焞：当作"燉"，底本刻省。燉，同"炖"。

全身骨图考正

八八

之患。南丰黄春江先生屡试屡验，活人无数，诚为保赤①第一神方耳。服此后，乳母忌食韭菜百日，切切！

脑寒秘方奇效。

辛夷一钱五分　苍耳子三钱　艾绒三钱　香白芷二钱　藁本二钱

用木瓜酒、陈酒浸一宿，第一天隔水煮一炷香为度，用瓷屏②以腐皮封口，上开一小孔如香洞大数个，不时闻之，久而脑寒即愈。

脱肛痔疮丸方

生地黄三两　熟地黄三两　粉甘草二两　土茯苓二两

用柿饼半斤，去核捣丸，每服三钱，白滚水送下。

---

① 保赤：养育幼儿。赤，赤子，婴幼儿。
② 屏：当作"瓶"。

校注后记

《全身骨图考正》为一部伤科论著，作者不详。分为骨骼图谱与附方两部分。该书为手抄孤本，2007 年丁继华主编中国中医药出版社出版的《伤科集成〈续集〉》，收录了《全身骨图考正》，但未加校注，且其中错讹颇多，至今未见经过校注整理的简体单行本。

一、关于《全身骨图考正》的作者

由于是孤本医籍，且仅在封面上有"柏仙录"三字，故《全身骨图考正》的作者究竟为何许人，很难定论。纵览《全身骨图考正》全文，涉及作者身份的仅有一处，"椿历官山左、江南"，且文中所列的检骨时间均为道光二十四年以前，检骨地点为直隶、山东和江南。此外，文章前半部分还涉及大量文字学知识。以此为线索比对身兼官吏、医生且具备深厚文字学知识的学者，并在清代道光二十四年以前已经为官者，本书的作者应为许椿。据《杭州府志》《海宁州志稿》等记载，许椿（1787—1862）为浙江海宁长安人，初名映涟，字叔夏，号珊琳、乐恬散人，年七十六卒。道光十三年（1833）进士，曾任直隶知县，山东平度知州。以吏事精敏，善决疑狱著称。七年共审结新旧案 13600 余件，多所平反。后调守镇江，适洪水泛滥，亲率舟楫往来赈恤灾民，发放衣食，救活甚众。其余不废学，致力于文字之学，研治《说文解字》颇有创获。亦熟谙钟鼎文字，以六书名其家。博通文字学、医学，兼善篆隶书。著有《古韵阁文》一卷、《古韵阁诗》一卷、《读说文记》一卷收入《古韵阁遗著》、《说文解字疏笺》已佚、《识字略》、《洗冤录详义》四卷首一卷、《摭遗》二卷、《补》一卷、《古韵阁宝刻录》、《外科正宗》、《咽喉脉证通论》、《刑部比照加减成案》三二卷、《续编》三二卷、《海宁许公名宦乡贤轶事》一卷，编订有《六朝文絜》。咸丰间，兵事大起，流寓转徙，书策沦失，所著不悉传，此书当为佚失的著作之一。

二、《全身骨图考正》的学术价值

1. 检案绘骨图，补充、修订前人失误

按照清代的法律规定，司法检验一般由地方官员负责，但由于实行八股取士，任职地官者大都对司法检验一窍不通，多是入官而后学，有一些官员在检验时，厌弃秽恶，熏香高坐，取办于仵人之口，即使有忠恳的官员，也由于平时未尝研究，至临事辨别不审，因而受欺蒙。有鉴于此，"桩历官山左、江南，凡遇会检人命重案，必带同画匠，将所检骨殖，详悉摹图，随时修改，务求十分尽善而止，及今二十余年，方敢定准此图，自分可无遗憾……俾览者临场易于检寻，不至茫无所据；即刑仵人等，亦不敢任意欺蒙。此亦千虑之一得也"。作者将二十余年检案所积累的骨骼图谱资料，添加文字注释，编辑而成此书的

骨图部分，既可作为地方官员检案的依据，又不失为一部便于骨科医生学习的较为严谨的全身骨骼图谱。

《全身骨图考正》修正了多处前人对人体骨骼描述不准确或错误的论断，如"《验骨篇》云：髑髅骨，男子八片，蔡州人九片；妇人六片。又云：男子脑后横一缝，当正直下别有一直缝；妇人当正直下无缝。所谓缝者，形如锯齿，两两相合，其细如发。"而作者在多次的检案验骨中发现"男女头骨，当正直下有缝者，十之七八，数之得九片；当正直下无缝者，十之二三，数之得八片。无所谓六片者，亦并不以此分别男女也"。"龟子骨（即胸骨）……《验骨篇》云：胸前骨三条。《检骨格》注：胸前三骨，排连有左右。至《检骨图》竟于胸之左右，各画三横骨矣，辗转沿讹，莫能是正。"之所以导致这样的错误，是因为此"骨上下有两断痕，生前气血贯注，两痕联属不断；死后气血坏败，一经蒸洗，随手断为三节。""自《内经·骨度》篇注：有胸前横骨三条一语，后来之误，皆由于此，不可不纠正之也。"又如对心坎骨的认识，"姚德豫《洗冤录解》：心坎骨，乃胸中间骨一条，直而长如剑形。""是以龟子骨为心坎骨矣……姚说甚谬。"他如"《验骨篇》云：妇人无髀骨"，而"余所检妇女骨殖，皆有髀骨"。

当然，受历史条件所限，作者亦有将部分前人正确的论断改错之处，如"《验骨篇》云：肋骨，男子左右各十二条，八条长、四条短；妇人左右各十四条。《检骨格》云：肋骨共二十四条，妇人多四条。此皆沿《内经·骨度》篇注之误"。而作者"历次会检，并详查各省成案。凡男女肋骨，左右各十一条者，十居其九；间有十条、十二、十三、十四、十五等条者，不过十中之一。今州县每遇检案，未知其中确实，反以十一条为骨相之异，甚至以他骨凑作十二条"。比照当今之解剖知识，男女肋骨左右均为十二条。

在《全身骨图考正》前半部分的文字描述中，尤其是在"全身骸骨名异同考"一节，作者运用其丰富的文字学知识，对全身许多骨骼的古称、今名以及俗称做了详尽的辨识。

2. 搜求前人医著，收集伤科单、验方

在《全身骨图考正》的后半部分，作者收集了古代医籍如《世医得效方》《医学正传》《本草集要》《太平圣惠方》《医学入门》《丹溪心法》《兰室秘藏》《万病回春》《十三方》《本草纲目》中大量伤科单、验方，如《世医得效方》的夺命散、《外治寿世方》的大西洋十宝散、《兰室秘藏》的破血消痛汤等等。并结合唐代典故记述了《世医得效方》中的腹腔缝合术。

此外，文中还记述了《世医得效方》所载外伤的脉候和预后的关系，"金疮出血太多，其脉虚细者生，数实者死。金疮出血，脉沉小者生，浮大者死。斫刺出血不至，脉来大者，七日死；滑细者生。金疮出血，虚细则宜，实大则倾。伤虽浅，命脉虚促，可虑；伤至重，命脉和缓，永无虑也。血出甚者，脉不要洪大，只要平正、重实。"并详述了外伤的"十不治症，凡被伤入于肺者，纵未即死，二日难过。左胁下伤，透内者可医，全断不可治。小腹伤内者。症候繁多者。脉不实重者。老人左股压碎者。伤破阴子者。血出尽者。肩内耳后伤透于内者，皆不必用药。凡金疮伤天窗穴名、眉角、脑后、臂里跳脉、髀内阴股、两乳上下、心、鸠尾、小肠，及五脏六腑俞，皆死处。又破脑出髓，而不能语，戴眼直视，喉中沸声，口急唾出，两手妄举，皆不治之症"。以及治疗禁忌"又不得多饮粥，则血溢出，杀人也。又，忌嗔怒及大言笑，动作劳力及食咸酸、热酒、热羹辈，皆使疮痛冲发，甚者即死。凡金疮及折伤，不可饮冷水，血见寒则淤，入心即死矣"。

受时代认识的限制，其中也有一些荒诞不经的记述，如治疗狂犬病的"疯犬咬伤奇法，先用黑墨一笔写食常治且善，照法三次。五字于咬伤之处，层叠写之，口内要诵此五字，写完一团，笔尖掷出，无不应效"。显然属于道教的符咒疗法，除了给患者以心理安慰，不可能有任何疗效。

瑕不掩瑜，总之，《全身骨图考正》作为一本颇具特色的骨科解剖图谱及伤科方剂汇编，具有推介的价值。

总 书 目

I

本　草

方　　书

医便

卫生编

袖珍方

仁术便览

古方汇精

圣济总录

众妙仙方

李氏医鉴

医方丛话

医方约说

医方便览

乾坤生意

悬袖便方

救急易方

程氏释方

集古良方

摄生总论

摄生秘剖

辨症良方

活人心法（朱权）

卫生家宝方

见心斋药录

寿世简便集

医方大成论

医方考绳愆

鸡峰普济方

饲鹤亭集方

临症经验方

思济堂方书

济世碎金方

揣摩有得集

亟斋急应奇方

乾坤生意秘韫

简易普济良方

内外验方秘传

名方类证医书大全

新编南北经验医方大成

临证综合

医级

医悟

丹台玉案

玉机辨症

古今医诗

本草权度

弄丸心法

医林绳墨

医学碎金

医学粹精

医宗备要

医宗宝镜

医宗撮精

医经小学

医垒元戎

证治要义

松崖医径

扁鹊心书

素仙简要